ADIEU L'IMPUISSANCE : LE GUIDE COMPLET POUR LES MOINS DE 30 ANS

Méthodes simples et efficaces pour résoudre vos problèmes d'érection

Marcus Nauman

CONTENTS

INTRODUCTION

1. Pourquoi ce livre ?

Aujourd'hui, les problèmes d'érection ne concernent plus seulement les hommes âgés ou atteints de maladies chroniques. De plus en plus de jeunes hommes, souvent en bonne santé apparente, sont confrontés à des difficultés à maintenir ou à obtenir une érection satisfaisante. Ce livre est né de l'urgence de répondre à une réalité en plein essor : les troubles érectiles touchent désormais un nombre croissant d'hommes de moins de 30 ans.

Un sujet souvent tabou mais réel

Les problèmes d'érection chez les jeunes hommes sont souvent passés sous silence. Entre honte, peur du jugement et pression sociétale, beaucoup préfèrent éviter le sujet plutôt que de l'affronter. Pourtant, la réalité est que ces difficultés ne sont ni rares ni insurmontables. En parler et chercher des solutions est la première étape pour reprendre le contrôle.

Pourquoi ce phénomène s'accélère-t-il ? Plusieurs facteurs entrent en jeu :

- **Le stress quotidien** : Les attentes académiques, professionnelles et personnelles créent une pression constante chez les jeunes adultes.
- **Les habitudes de vie** : Une alimentation déséquilibrée, le manque d'exercice, et des nuits courtes peuvent affecter la santé globale.
- **La consommation excessive de pornographie** : Elle modifie la perception de la sexualité et peut générer des

attentes irréalistes.

- **L'anxiété de performance** : La peur de ne pas être à la hauteur peut créer un cercle vicieux.

L'impact sur la vie des moins de 30 ans

Les conséquences des troubles érectiles vont bien au-delà de la sphère intime. Elles peuvent affecter l'estime de soi, la santé mentale et même les relations sociales. Voici quelques exemples d'impacts courants :

1. **Sur l'estime de soi** : Pour beaucoup d'hommes, la virilité est directement associée à la performance sexuelle. Rencontrer des difficultés peut éroder cette confiance et conduire à des sentiments de honte ou d'insuffisance.
2. **Dans les relations amoureuses** : Les problèmes érectiles peuvent provoquer des tensions dans le couple, souvent dues à une incompréhension ou un manque de communication.
3. **Sur la santé mentale** : L'anxiété, la dépression et même l'isolement social peuvent s'installer si le problème persiste et n'est pas traité.
4. **Dans la vie quotidienne** : Les troubles érectiles peuvent influencer la motivation, la productivité et l'énergie globale.

Il est important de comprendre que ces conséquences ne sont pas irréversibles. Avec les bonnes actions et les bonnes stratégies, il est tout à fait possible de surmonter ces obstacles et de retrouver une vie sexuelle épanouie.

Pourquoi un guide spécifique pour les moins de 30 ans ?

La plupart des ressources disponibles sur les troubles érectiles ciblent les hommes plus âgés. Pourtant, les jeunes hommes sont confrontés à des problèmes différents. Pour eux, les causes sont souvent plus liées à des facteurs psychologiques ou comportementaux qu'à des problèmes médicaux graves.

De plus, la stigmatisation autour de ces problèmes peut être encore plus forte à un âge où la virilité est perçue comme un signe de maturité et de confiance. Ce guide s'adresse spécifiquement à ceux qui cherchent des solutions adaptées à leur situation et qui souhaitent des résultats rapides et efficaces.

Pourquoi il est possible de s'en sortir rapidement

La bonne nouvelle, c'est que la majorité des problèmes d'érection chez les moins de 30 ans sont réversibles. Contrairement aux troubles causés par des problèmes physiologiques graves, les difficultés rencontrées par les jeunes hommes sont souvent temporaires et réactives à des changements simples. Voici pourquoi :

1. **Le corps est résilient** : À un jeune âge, le corps a une grande capacité à se régénérer et à s'adapter. En modifiant certaines habitudes, les résultats peuvent être visibles rapidement.

2. **Des solutions naturelles existent** : De l'amélioration de l'alimentation aux exercices spécifiques, en passant par des techniques de gestion du stress, les méthodes naturelles permettent souvent de régler le problème sans avoir recours à des médicaments.

3. **L'effet boule de neige positif** : En apportant de petites améliorations dans plusieurs domaines (sommeil, sport, alimentation, etc.), les bienfaits se cumulent et créent une dynamique positive.

4. **Un accès à l'information** : Avec Internet et les ressources modernes, il est plus facile que jamais de s'informer et d'agir rapidement pour résoudre ses problèmes.

Ce que vous allez apprendre dans ce livre

Ce guide n'est pas un simple recueil de conseils génériques. Il offre une approche complète et pratique pour comprendre et traiter les problèmes d'érection. Vous y trouverez :

- Une explication claire des causes potentielles et comment les identifier.
- Des stratégies adaptées pour améliorer votre santé physique et mentale.
- Des techniques spécifiques pour réduire l'anxiété de performance.
- Des conseils pour optimiser vos relations amoureuses et sexuelles.
- Un plan d'action concret pour obtenir des résultats visibles en quelques semaines.

Un message d'espoir

Ce livre est avant tout un message d'espoir. Les problèmes d'érection, bien qu'angoissants, ne définissent pas votre identité ni votre avenir. Ils sont souvent un signal que quelque chose dans votre vie n'est pas aligné et qu'il est temps de prendre soin de vous. Avec les bonnes informations, un peu de discipline et une détermination sincère, vous pouvez transformer cette expérience en une opportunité de croissance personnelle.

Ce livre est votre compagnon sur ce chemin. Il vous guidera pas à pas, avec bienveillance et pragmatisme, vers une vie sexuelle épanouie et une confiance retrouvée. Vous n'êtes pas seul, et vous avez déjà fait le premier pas en ouvrant ces pages. Ensemble, nous allons dire « adieu à l'impuissance » et reprendre le contrôle de votre vie intime.

2. Comprendre les bases : Qu'est-ce que l'impuissance ?

Pour aborder efficacement les troubles érectiles, il est essentiel de commencer par comprendre ce qu'ils sont vraiment. Trop souvent entourés de malentendus et de stigmates, ces problèmes peuvent sembler plus complexes qu'ils ne le sont en réalité. Dans ce chapitre, nous allons définir clairement ce qu'on appelle « impuissance », explorer ses causes principales et déconstruire certaines idées reçues.

Définition de l'impuissance

L'impuissance, aussi appelée dysfonction érectile, se définit comme l'incapacité récurrente ou permanente à obtenir ou à maintenir une érection suffisamment ferme pour avoir une activité sexuelle satisfaisante. Il est important de noter que tout le monde peut expérimenter des épisodes occasionnels de dysfonction érectile – cela est tout à fait normal. Ce qui caractérise l'impuissance, c'est sa persistance sur une période prolongée.

La dysfonction érectile n'est pas une maladie en soi, mais plutôt un symptôme qui peut refléter une grande variété de causes, qu'elles soient physiques, psychologiques ou liées au mode de vie.

Les causes physiques

Plusieurs facteurs physiologiques peuvent contribuer à l'impuissance. Parmi les plus courants, on trouve :

1. **Problèmes vasculaires** : Une mauvaise circulation sanguine est une des causes principales de l'impuissance. Les artères péniennes peuvent être obstruées ou endommagées, ce qui empêche une érection solide.

2. **Troubles hormonaux** : Un déséquilibre hormonal, comme un faible taux de testostérone, peut nuire à la libido et à la capacité érectile.

3. **Problèmes neurologiques** : Les nerfs qui jouent un rôle dans l'érection peuvent être affectés par des maladies comme la sclérose en plaques, la maladie de Parkinson, ou par des lésions spinales.

4. **Médicaments** : Certains traitements, notamment les antidépresseurs, les antihypertenseurs ou les traitements pour le cancer, peuvent avoir des effets secondaires qui interfèrent avec les érections.

5. **Conditions médicales préexistantes** : Le diabète, l'hypertension artérielle, et les maladies

cardiovasculaires sont également liés à des problèmes érectiles.

Les causes psychologiques

Les facteurs mentaux jouent un rôle majeur dans les troubles érectiles, en particulier chez les jeunes hommes. Ceux-ci incluent :

1. **Le stress** : Qu'il soit lié à la vie professionnelle, à des études ou à des problèmes financiers, le stress peut perturber la concentration et déclencher des épisodes d'impuissance.
2. **L'anxiété de performance** : La peur de ne pas réussir à être à la hauteur des attentes peut créer un cercle vicieux, où l'anxiété rend l'érection encore plus difficile.
3. **La dépression** : Les troubles de l'humeur peuvent affecter la libido et la capacité érectile.
4. **Les traumatismes émotionnels** : Une expérience sexuelle négative ou un passé de relations difficiles peut laisser des cicatrices psychologiques qui se manifestent par des troubles érectiles.

Les causes environnementales et comportementales

Outre les facteurs physiques et psychologiques, le mode de vie et l'environnement jouent également un rôle crucial :

1. **La consommation excessive de pornographie** : Une exposition prolongée à des contenus pornographiques peut élever les attentes et diminuer l'excitation envers un partenaire réel.
2. **Le tabac, l'alcool et les drogues** : Ces substances peuvent endommager les vaisseaux sanguins et réduire la qualité des érections.
3. **Le manque d'activité physique** : Une vie sédentaire peut affaiblir la circulation sanguine et contribuer à une mauvaise santé globale.

4. **Le surmenage et le manque de sommeil** : Ces facteurs affectent les niveaux d'énergie, les hormones et l'humeur, impactant ainsi la performance sexuelle.

Idées reçues sur l'impuissance

Certaines croyances autour des troubles érectiles persistent malgré les avancées médicales et la meilleure compréhension de ces problèmes. Voici quelques idées reçues qu'il est important de corriger :

1. **« Les troubles érectiles sont une fatalité de l'âge »** : Faux. Bien qu'ils soient plus fréquents avec l'âge, ils ne sont pas inévitables et peuvent être prévenus ou traités.

2. **« C'est seulement dans la tête »** : Les causes psychologiques existent, mais elles ne sont pas les seules. Une approche globale est souvent nécessaire.

3. **« Si je suis en bonne santé, je ne devrais pas avoir de problèmes d'érection »** : Faux. Les problèmes peuvent survenir même chez les jeunes en bonne forme physique en raison de facteurs comme le stress ou l'anxiété.

4. **« Les médicaments sont la seule solution »** : Pas toujours. Beaucoup de problèmes peuvent être résolus par des changements dans le mode de vie ou des approches thérapeutiques.

5. **« Une fois que cela commence, ça ne peut qu'empirer »** : Faux. Avec une prise en charge adéquate, les troubles érectiles peuvent être réversibles.

Pourquoi comprendre les bases est essentiel

Comprendre ce qu'est l'impuissance et les différents facteurs qui y contribuent est une étape cruciale. Cela permet non seulement de dédramatiser la situation, mais aussi de mieux cibler les solutions adaptées à chaque individu. Ce chapitre pose les fondations pour le reste du livre, afin de vous guider vers une stratégie efficace pour dire « adieu à l'impuissance ».

PARTIE 1 : IDENTIFIER LES CAUSES

3. Facteurs physiques : Que dit votre corps ?

Les troubles érectiles ne sont pas seulement une question d'état mental ou de contexte psychologique. Ils sont souvent le reflet d'un déséquilibre ou d'un problème sous-jacent dans le corps. Comprendre les causes physiques est crucial pour identifier les solutions appropriées et régler le problème à sa source. Dans cette section, nous explorerons trois aspects fondamentaux des facteurs physiques : les problèmes de circulation, les niveaux hormonaux, et les conditions médicales sous-jacentes.

PROBLÈMES DE CIRCULATION : LE MOTEUR DES ÉRECTIONS

L'érection est un phénomène hémodynamique, c'est-à-dire qu'elle dépend directement de la circulation sanguine. Une érection normale nécessite que les artères apportent un afflux sanguin suffisant au corps caverneux du pénis tout en réduisant temporairement le drainage veineux pour maintenir la pression.

Lorsque cette circulation est perturbée, une érection ferme devient difficile à atteindre ou à maintenir. Voici les principaux problèmes de circulation qui peuvent affecter la santé érectile :

- **L'athérosclérose** : Cette condition, caractérisée par une accumulation de plaques graisseuses dans les artères, réduit le flux sanguin. Elle est souvent associée à des facteurs de risque tels que le cholestérol élevé, l'hypertension artérielle et le tabagisme.
- **Les troubles vasculaires périphériques** : Des vaisseaux sanguins endommagés ou altérés peuvent entraîner une réduction significative de l'afflux sanguin vers le pénis.
- **L'hypertension artérielle** : Une tension élevée exerce une pression excessive sur les vaisseaux, ce qui peut les rendre moins souples et perturber leur capacité à dilater correctement.

- **Le diabète** : Cette maladie chronique endommage les petits vaisseaux sanguins (microangiopathie) et les nerfs (neuropathie), réduisant ainsi la capacité à obtenir une érection.

LES NIVEAUX HORMONAUX : L'ÉQUILIBRE INDISPENSABLE

Les hormones jouent un rôle central dans la santé sexuelle. Parmi celles-ci, la testostérone est l'acteur principal, car elle influence directement le désir sexuel (libido) et, indirectement, la qualité des érections. Cependant, un déséquilibre hormonal peut perturber ce processus naturel.

Les signes d'un faible taux de testostérone

Un taux de testostérone insuffisant peut entraîner plusieurs symptômes, notamment :

- Une baisse marquée de la libido.
- Une fatigue chronique.
- Une perte de masse musculaire.
- Une augmentation de la graisse corporelle.
- Une diminution de la densité osseuse.

Bien que le déclin de la testostérone soit souvent associé à l'âge, des facteurs tels que le stress chronique, le surpoids ou certaines maladies peuvent accélérer ce phénomène chez les jeunes hommes.

Autres hormones impliquées

- **Le cortisol** : Surnommé « l'hormone du stress », un excès de cortisol peut inhiber la production de testostérone et affecter la fonction sexuelle.

- **La prolactine** : Un excès de cette hormone, produit par l'hypophyse, peut réduire la libido et entraîner des troubles érectiles.

- **Les hormones thyroïdiennes** : Une hypo- ou une hyperthyroïdie peut perturber l'équilibre hormonal et nuire à la santé sexuelle.

CONDITIONS MÉDICALES SOUS-JACENTES : LES SIGNAUX D'ALERTE

Les troubles érectiles peuvent être les premiers signes d'une maladie chronique ou d'un problème de santé plus grave. Voici quelques exemples de conditions médicales qui peuvent contribuer à ces troubles :

Maladies cardiovasculaires

Le lien entre les maladies cardiaques et les troubles érectiles est bien documenté. Les artères péniennes, plus petites que les artères coronaires, sont souvent les premières à montrer des signes d'obstruction. Par conséquent, les troubles érectiles peuvent précéder de plusieurs années un diagnostic de maladie cardiaque.

Le diabète

Le diabète, en endommageant à la fois les vaisseaux sanguins et les nerfs, est une cause majeure de troubles érectiles. La gestion rigoureuse de cette maladie est essentielle pour minimiser ses effets secondaires.

L'obésité

L'excès de poids est lié à de nombreux problèmes de santé qui peuvent affecter la fonction érectile, notamment la résistance à l'insuline, les maladies cardiovasculaires et les déséquilibres hormonaux.

Les maladies neurologiques

Les troubles comme la sclérose en plaques, la maladie de Parkinson ou les lésions de la moelle épinière peuvent perturber les signaux nerveux nécessaires à l'érection.

RECONNAÎTRE LES SIGNES PRÉCURSEURS

Une prise de conscience des symptômes physiques peut aider à détecter précocement les causes sous-jacentes des troubles érectiles. Parmi ces signes, on peut citer :

- Une réduction ou une absence d'érections matinales.
- Une difficulté à atteindre une érection malgré une stimulation sexuelle.
- Une baisse notable de l'énergie ou de la motivation.

PRENDRE SOIN DE SON CORPS POUR PRÉVENIR LES TROUBLES ÉRECTILES

La prévention et la gestion des troubles érectiles commencent par une attention particulière à votre santé globale :

1. **Adopter une alimentation équilibrée** : Privilégiez les aliments riches en nutriments, comme les fruits, les légumes, les noix et les poissons gras, pour améliorer la circulation sanguine et la production hormonale.
2. **Faire de l'exercice régulièrement** : L'activité physique améliore la santé cardiovasculaire, augmente les niveaux de testostérone et réduit le stress.
3. **Arrêter de fumer** : Le tabac endommage les vaisseaux sanguins et perturbe la circulation.
4. **Surveiller son poids** : Maintenir un poids santé aide à prévenir de nombreuses maladies associées aux troubles érectiles.
5. **Consulter un médecin** : Un bilan régulier peut aider à détecter et à traiter les problèmes de santé sous-jacents avant qu'ils n'affectent la fonction sexuelle.

En comprenant les facteurs physiques et en adoptant un mode de vie sain, vous pouvez améliorer votre santé érectile et globale.

4. **Facteurs psychologiques : Le rôle du mental**

L'esprit joue un rôle central dans la santé sexuelle. Les troubles érectiles ne sont pas seulement liés à des facteurs physiques : ils trouvent souvent leurs racines dans des dimensions psychologiques profondes. Le stress, l'anxiété de performance, et la dépression peuvent affecter directement la capacité à avoir ou à maintenir une érection. Dans cette section, nous examinerons ces facteurs en détail et explorerons comment ils influencent la fonction érectile.

LE STRESS : L'ENNEMI INVISIBLE DE L'INTIMITÉ

Le stress est omniprésent dans nos vies modernes, qu'il soit lié au travail, aux études, aux finances ou aux relations personnelles. Lorsqu'il devient chronique, le stress agit comme un poison pour le corps et l'esprit, affectant à la fois la santé mentale et physique.

Comment le stress impacte l'érection

1. **Effets physiologiques** : Le stress active la réponse « fuite ou combat » du corps, libérant des hormones comme le cortisol et l'adrénaline. Ces hormones, bien qu'essentielles dans des situations d'urgence, peuvent inhiber les processus nécessaires à l'érection, comme la dilatation des vaisseaux sanguins.
2. **Fatigue mentale** : Un esprit constamment sollicité par des pensées stressantes a moins de capacité à se concentrer sur le plaisir ou l'intimité, rendant l'excitation plus difficile.
3. **Cercle vicieux** : Une mauvaise performance sexuelle due au stress peut augmenter encore davantage le stress, créant un cycle auto-entretenu.

Sources courantes de stress influençant la sexualité

- **Le stress professionnel** : Les longues heures de travail, la pression pour réussir et le manque de temps pour se détendre peuvent perturber l'équilibre mental.

- **Les problèmes financiers** : Les préoccupations monétaires affectent directement la qualité de vie et peuvent réduire la libido.

- **Les tensions relationnelles** : Des conflits non résolus ou une communication insuffisante dans un couple peuvent créer un environnement stressant.

L'ANXIÉTÉ DE PERFORMANCE : UNE SPIRALE PARALYSANTE

L'anxiété de performance est une peur intense de ne pas être à la hauteur des attentes, qu'elles soient réelles ou perçues. Elle est particulièrement fréquente chez les jeunes hommes, souvent exposés à des standards sociétaux ou culturels exigeants en matière de performance sexuelle.

Les signes de l'anxiété de performance

- Une peur récurrente de ne pas avoir d'érection.
- Une focalisation excessive sur le résultat plutôt que sur le plaisir.
- Une tendance à éviter les rapports sexuels pour éviter un échec potentiel.

Les origines de cette anxiété

1. **Attentes irréalistes** : L'idéalisation de la performance sexuelle, alimentée par la pornographie ou des récits exagérés, pousse certains hommes à se comparer à des normes inatteignables.
2. **Expériences passées** : Un échec sexuel isolé peut laisser une empreinte durable, rendant chaque expérience ultérieure source d'anxiété.

3. **Pression sociétale** : Les attentes de virilité imposées par la société renforcent le sentiment que la performance sexuelle est une preuve de valeur personnelle.

Comment l'anxiété de performance affecte l'érection

- **Blocage mental** : Une focalisation excessive sur l'érection empêche le cerveau de se détendre et de laisser les processus naturels opérer.
- **Hyperactivation du système nerveux sympathique** : Cela empêche la relaxation nécessaire pour permettre l'afflux sanguin dans le pénis.

LA DÉPRESSION : UN FREIN GLOBAL

La dépression est une condition médicale qui affecte l'humeur, les niveaux d'énergie et le fonctionnement cognitif. Elle est souvent accompagnée de troubles érectiles, créant un double fardeau pour ceux qui en souffrent.

Pourquoi la dépression impacte-t-elle la sexualité ?

1. **Réduction de la libido** : Les personnes dépressives peuvent perdre tout intérêt pour des activités autrefois plaisantes, y compris le sexe.
2. **Dysfonctionnement neurochimique** : La dépression altère les niveaux de neurotransmetteurs comme la sérotonine, la dopamine et la noradrénaline, qui sont essentiels pour la régulation de l'humeur et du désir sexuel.
3. **Fatigue et apathie** : Les symptômes physiques de la dépression, comme la fatigue chronique, rendent difficile l'engagement dans une activité sexuelle.

Les antidépresseurs et leurs effets secondaires

Certains médicaments utilisés pour traiter la dépression peuvent avoir des effets secondaires sur la fonction sexuelle, notamment :

- Une baisse de la libido.
- Une difficulté à atteindre ou maintenir une érection.
- Des retards ou une absence d'orgasme.

Il est important de discuter avec un médecin de ces effets pour trouver des solutions adaptées.

24

STRATÉGIES POUR GÉRER LES FACTEURS PSYCHOLOGIQUES

1. La gestion du stress

- **Exercice physique** : L'activité physique régulière aide à réduire le stress en libérant des endorphines, les hormones du bien-être.
- **Méditation et pleine conscience** : Ces pratiques permettent de calmer l'esprit et de réorienter l'attention vers le moment présent.
- **Gestion du temps** : Une meilleure organisation peut réduire les sources de stress inutiles.

2. Surmonter l'anxiété de performance

- **Focus sur le plaisir** : Rediriger l'attention du résultat vers le plaisir mutuel peut aider à diminuer la pression.
- **Communication avec le partenaire** : Un dialogue ouvert sur les peurs et les attentes peut créer un environnement plus sécurisant.
- **Thérapie cognitivo-comportementale (TCC)** : Cette approche aide à identifier et à modifier les pensées irrationnelles liées à la performance.

3. Traiter la dépression

- **Consultation médicale** : Un professionnel de santé peut proposer des options thérapeutiques, médicamenteuses ou non.

- **Groupes de soutien** : Partager ses expériences avec d'autres peut aider à surmonter le sentiment d'isolement.
- **Thérapie par la parole** : La psychothérapie permet d'explorer les causes profondes de la dépression et d'apprendre des stratégies pour la gérer.

CONCLUSION

Les facteurs psychologiques comme le stress, l'anxiété de performance et la dépression peuvent avoir un impact profond sur la fonction érectile. Cependant, ils ne sont pas insurmontables. Avec une compréhension claire de leurs mécanismes et des stratégies adaptées pour les gérer, il est possible de reprendre le contrôle et de retrouver une vie sexuelle épanouie. En cherchant du soutien et en prenant soin de votre santé mentale, vous pouvez briser le cycle des troubles érectiles et améliorer votre bien-être global.

5. **Style de vie : Les habitudes qui sabotent votre virilité**

La qualité de vie et les choix quotidiens ont un impact considérable sur la santé sexuelle, y compris sur la capacité à obtenir et à maintenir une érection. Certaines habitudes que l'on considère comme banales peuvent éroder lentement la virilité. Dans cette section, nous examinerons cinq piliers fondamentaux du style de vie : l'alimentation, l'activité physique, le tabac, l'alcool, et le sommeil, afin de mieux comprendre comment ces éléments influencent votre santé érectile.

1. ALIMENTATION : CE QUE VOUS MANGEZ COMPTE

Une alimentation déséquilibrée peut nuire à votre circulation sanguine, à vos niveaux hormonaux et, en fin de compte, à votre fonction érectile. Voici comment :

Les aliments à éviter

1. **Les aliments ultra-transformés** : Les fast-foods, les snacks industriels et les sodas regorgent de sucres raffinés, de graisses trans et de sel, qui contribuent à l'inflammation et à l'athérosclérose, réduisant le flux sanguin vers le pénis.

2. **Les graisses saturées** : Présentes dans les viandes grasses et certains produits laitiers, elles augmentent le cholestérol LDL, obstruant les artères.

3. **L'excès de sucre** : Une consommation élevée de sucre peut contribuer au diabète, qui est une cause majeure de dysfonction érectile.

Les aliments qui boostent votre virilité

1. **Les fruits et légumes** : Riches en antioxydants, ils protègent les vaisseaux sanguins et améliorent la circulation. Les épinards, les baies, et les agrumes sont particulièrement bénéfiques.

2. **Les noix et graines** : Sources de zinc et d'arginine, elles favorisent la production de testostérone et d'oxyde

nitrique, indispensable à l'érection.

3. **Les poissons gras** : Le saumon, le maquereau et les sardines sont riches en oméga-3, qui soutiennent la santé cardiaque et la circulation.

4. **Le chocolat noir** : En petites quantités, il améliore la circulation grâce à ses flavonoïdes.

Un régime de type méditerranéen, riche en aliments frais et non transformés, est idéal pour maintenir une bonne santé érectile.

2. SÉDENTARITÉ : BOUGEZ POUR STIMULER VOTRE CORPS

Le manque d'activité physique est l'un des principaux ennemis de la santé sexuelle. Lorsque vous ne bougez pas assez, plusieurs mécanismes essentiels à une bonne fonction érectile sont perturbés.

Les conséquences de la sédentarité

1. **Mauvaise circulation sanguine** : L'inactivité réduit la capacité du corps à pomper efficacement le sang.
2. **Obésité** : Un mode de vie sédentaire favorise le gain de poids, qui est directement lié à une baisse de testostérone.
3. **Fatigue musculaire** : Les muscles péréniens, essentiels à une érection ferme, s'affaiblissent sans exercice régulier.

Les bienfaits de l'exercice

1. **Le cardio** : Les activités comme la course, la natation ou le cyclisme améliorent la santé cardiovasculaire et augmentent le flux sanguin.
2. **La musculation** : L'entretien de la masse musculaire aide à équilibrer les niveaux de testostérone.

3. **Le yoga** : En plus de réduire le stress, il améliore la flexibilité et la circulation.

4. **Les exercices du plancher pelvien** : Des exercices comme les Kegels renforcent les muscles impliqués dans le maintien de l'érection.

3. TABAC : UN POISON POUR VOTRE SANTÉ SEXUELLE

Le tabagisme est un facteur de risque majeur pour les troubles érectiles. Il endommage directement les vaisseaux sanguins et diminue la capacité du corps à produire de l'oxyde nitrique, un composé chimique crucial pour l'érection.

Effets du tabac sur la fonction érectile

1. **Dommages vasculaires** : Les substances toxiques du tabac provoquent une inflammation et une rigidité des artères, réduisant le flux sanguin.
2. **Dégradation des niveaux d'oxyde nitrique** : Le tabac perturbe la production de ce gaz indispensable à la dilatation des vaisseaux.
3. **Impact hormonal** : Le tabagisme peut altérer les niveaux de testostérone, réduisant la libido et l'énergie sexuelle.

4. ALCOOL : L'ILLUSION DE L'INHIBITION

Si l'alcool peut détendre et faciliter les interactions sociales, sa consommation excessive est un frein majeur à la performance sexuelle.

Les effets à court terme

1. **Diminution de la réactivité nerveuse** : L'alcool ralentit les fonctions du système nerveux central, rendant plus difficile l'obtention d'une érection.
2. **Déshydratation** : Cela réduit le volume sanguin et peut causer des troubles temporaires de l'érection.

Les effets à long terme

1. **Troubles hépatiques** : Une consommation chronique dégrade la fonction hépatique, perturbant l'équilibre hormonal.
2. **Dommages vasculaires** : L'abus d'alcool entraîne une hypertension et d'autres problèmes cardiovasculaires.

Consommation responsable

La modération est essentielle. Limitez-vous à un ou deux verres par jour et évitez les excès pour préserver votre santé érectile.

5. SOMMEIL : L'INDISPENSABLE POUR RÉGÉNÉRER VOTRE CORPS

Le sommeil est souvent sous-estimé dans son rôle pour la santé sexuelle. Pourtant, un repos insuffisant ou de mauvaise qualité peut avoir des conséquences négatives sur les fonctions érectiles.

Les effets d'un mauvais sommeil

1. **Dérèglement hormonal** : La testostérone est principalement produite pendant le sommeil profond. Un manque de sommeil perturbe ce processus.
2. **Stress accru** : La privation de sommeil augmente les niveaux de cortisol, qui interfère avec la production de testostérone.
3. **Fatigue physique et mentale** : Cela réduit la libido et la capacité à maintenir une érection.

Comment améliorer votre sommeil

- **Respectez un horaire régulier** : Essayez de vous coucher et de vous lever à la même heure chaque jour.
- **Créez un environnement propice** : Une chambre sombre, calme et tempérée favorise un sommeil de qualité.
- **Évitez les stimulants** : Réduisez la consommation de

caféine et d'écrans avant de dormir.

CONCLUSION

Votre style de vie influence directement votre santé sexuelle. Adopter des habitudes saines en matière d'alimentation, d'activité physique, et de sommeil, tout en réduisant ou en éliminant le tabac et l'alcool, peut transformer votre santé érectile. Ces changements ne sont pas seulement bénéfiques pour votre vie intime, mais également pour votre bien-être général.

6. L'impact des relations et des attentes sociétales

La vie sexuelle d'un individu est intimement liée à son environnement relationnel et aux attentes imposées par la société. Ces pressions externes peuvent créer un climat de stress, d'anxiété et d'insécurité, affectant directement la qualité des performances sexuelles. Comprendre l'impact des relations et des normes sociales est crucial pour surmonter les obstacles et retrouver une vie sexuelle épanouie.

LES RELATIONS AMOUREUSES ET LEUR INFLUENCE SUR LA PERFORMANCE

Les relations intimes jouent un rôle fondamental dans la vie sexuelle. Une dynamique relationnelle saine peut stimuler la confiance et la satisfaction sexuelle, tandis qu'une relation conflictuelle ou mal alignée peut engendrer des problèmes de performance.

Le rôle de la communication dans le couple

1. **Manque de communication** : De nombreux couples évitent de parler ouvertement de leurs besoins sexuels, de leurs peurs ou de leurs attentes. Cette absence de dialogue peut créer des malentendus et des frustrations.
2. **Pression implicite** : Lorsqu'un partenaire exprime des attentes implicites ou explicites sur la performance, cela peut créer une pression supplémentaire, rendant difficile une expérience sexuelle naturelle et spontanée.
3. **Solutions** : Encourager des discussions honnêtes et bienveillantes sur les attentes et les préoccupations peut réduire l'anxiété de performance. Créer un espace sécurisant pour exprimer ses émotions est essentiel.

Les tensions relationnelles et leur impact

1. **Conflits non résolus** : Les disputes ou les rancunes non exprimées peuvent miner la connexion émotionnelle et, par conséquent, la qualité des rapports sexuels.
2. **Perte de confiance** : Une infidélité ou un comportement trompeur peut entraîner une perte de confiance qui se répercute sur l'intimité.
3. **Solutions** : La thérapie de couple peut aider à résoudre les conflits et à rétablir une communication saine.

Les défis dans les nouvelles relations

1. **L'âge des premières expériences sexuelles** : Pour de nombreux jeunes, les premières relations sont marquées par une pression intense pour « bien faire ». Cela peut créer une anxiété qui persiste.
2. **Les rencontres occasionnelles** : Les relations sans engagement, bien qu'elles offrent une liberté, peuvent aussi accentuer la peur du jugement et la performance, notamment avec un nouveau partenaire.

L'IMPACT DES ATTENTES SOCIÉTALES SUR LA VIRILITÉ

Les normes sociales et culturelles jouent un rôle majeur dans la manière dont les hommes perçoivent leur identité sexuelle et leur performance. Ces attentes, souvent non dites, influencent inconsciemment la confiance et le comportement.

Les stéréotypes de virilité

1. **La performance comme preuve de masculinité** : Dans de nombreuses cultures, la capacité à avoir des érections constantes et à satisfaire un partenaire est considérée comme un symbole de virilité. Cette pression peut être écrasante, surtout pour les jeunes hommes.
2. **La taille et l'apparence** : Les mythes entourant la taille du pénis ou l'apparence physique renforcent les insécurités et l'anxiété de performance.
3. **Solutions** : Redéfinir la virilité au-delà de la performance sexuelle, en se concentrant sur l'émotion, le respect et l'intimité.

La pression des pairs et de la société

1. **Les attentes amicales** : Les discussions entre amis

sur la sexualité peuvent parfois alimenter des compétitions inutiles ou des attentes irréalistes.

2. **La comparaison avec les autres** : Les réseaux sociaux et les médias amplifient les comparaisons, créant un sentiment de ne jamais être à la hauteur.

La pornographie et ses effets

La consommation excessive de pornographie a des conséquences profondes sur la perception de la sexualité et de la performance :

1. **Attentes irréalistes** : Les scènes pornographiques présentent souvent des performances surhumaines qui ne reflètent pas la réalité.
2. **Déconnexion émotionnelle** : La pornographie peut éloigner les individus des interactions réelles, rendant plus difficile la connexion avec un partenaire.
3. **Désensibilisation** : Une exposition excessive peut diminuer la capacité à réagir à une stimulation réelle.

Les standards de perfection

1. **Pression sur les jeunes hommes** : La culture moderne glorifie la perfection dans tous les domaines, y compris la sexualité. Cette obsession de la performance parfaite engendre un sentiment d'insuffisance.
2. **Solutions** : Promouvoir une approche plus naturelle et authentique de la sexualité, en valorisant la connexion humaine au-dessus des idéaux imposés.

BRISER LE CYCLE DES PRESSIONS SOCIALES ET RELATIONNELLES

1. Construire une relation saine avec soi-même

1. **Acceptation de soi** : Reconnaître que la perfection n'existe pas et que les échecs font partie de la vie.
2. **Auto-compassion** : Pratiquer la bienveillance envers soi-même, même dans les moments de doute ou d'échec.

2. Renforcer les relations émotionnelles

1. **Établir une communication ouverte** : Partager ses peurs et ses attentes avec son partenaire pour réduire les malentendus.
2. **Pratiquer l'empathie** : Comprendre les besoins et les insécurités de l'autre peut favoriser une connexion plus profonde.

3. Se détacher des influences externes

1. **Limiter les comparaisons** : Se rappeler que chaque individu a un chemin différent et que les attentes des autres ne définissent pas votre valeur.
2. **Réduire la consommation de pornographie** : Favoriser des expériences réelles plutôt que des idéaux fictifs.

CONCLUSION

Les relations et les attentes sociétales peuvent avoir un impact profond sur la santé sexuelle. Cependant, en adoptant une approche plus réfléchie et authentique de la sexualité, il est possible de surmonter ces pressions et de bâtir une vie intime épanouie. Cela commence par une communication ouverte, une introspection personnelle et une déconnexion des standards imposés par la société.

PARTIE 2 : PREMIÈRES ACTIONS POUR INVERSER LA TENDANCE

7. Faire le point sur votre état de santé global

Pour aborder efficacement les troubles érectiles, il est essentiel de commencer par une évaluation complète de votre état de santé. Bien que les problèmes érectiles soient souvent liés à des facteurs psychologiques ou comportementaux, ils peuvent aussi être le symptôme d'une condition médicale sous-jacente. Un bilan médical complet peut aider à identifier ces problèmes et guider votre traitement. Dans cette section, nous examinerons les bilans simples à effectuer et les tests qui peuvent écarter des causes graves.

POURQUOI UN BILAN DE SANTÉ EST ESSENTIEL

Les troubles érectiles sont souvent considérés comme un baromètre de la santé générale. Une dysfonction érectile peut signaler des problèmes sous-jacents tels que des maladies cardiovasculaires, des troubles hormonaux ou des problèmes neurologiques. Ignorer ces signaux peut retarder le diagnostic de conditions graves.

Signes indiquant la nécessité d'un bilan médical

1. Dysfonction persistante malgré des changements de style de vie.
2. Absence d'érections matinales régulières.
3. Difficultés associées à d'autres symptômes, tels que la fatigue chronique, une perte de poids inexpliquée ou des douleurs.

LES BILANS MÉDICAUX À RÉALISER

1. Consultation générale avec un médecin

Une consultation de base avec un médecin généraliste est le premier pas. Elle permet d'identifier les signes de maladies chroniques ou de troubles systémiques. Lors de cette consultation :

- **Antécédents médicaux** : Le médecin examinera vos antécédents personnels et familiaux, en particulier les maladies cardiovasculaires, le diabète et les troubles hormonaux.
- **Examen physique** : Une évaluation de la pression artérielle, du poids, de l'indice de masse corporelle (IMC) et d'autres signes vitaux est essentielle.

2. Bilan sanguin complet

Un test sanguin peut révéler une multitude de problèmes qui affectent la fonction érectile. Voici les principaux éléments à examiner :

1. **Taux de testostérone** : Un faible niveau de testostérone peut réduire la libido et affecter l'érection. Ce test est particulièrement important si vous présentez des symptômes comme une baisse d'énergie ou une perte musculaire.

2. **Glycémie à jeun** : Une évaluation du taux de sucre dans le sang peut détecter un diabète ou une pré-diabète.
3. **Profil lipidique** : Un test des niveaux de cholestérol LDL (mauvais cholestérol), HDL (bon cholestérol) et des triglycérides permet d'évaluer le risque cardiovasculaire.
4. **Fonction rénale et hépatique** : Ces tests peuvent identifier des problèmes qui perturbent le métabolisme ou les équilibres hormonaux.
5. **Thyroïde** : Une hypo- ou hyperthyroïdie peut influencer la production hormonale et la fonction érectile.
6. **Prolactine et autres hormones** : Des niveaux anormaux peuvent indiquer des problèmes au niveau de l'hypophyse.

3. Tests cardiovasculaires

Les maladies cardiaques et les problèmes vasculaires sont des causes majeures de troubles érectiles. Les tests suivants peuvent être proposés :

1. **Electrocardiogramme (ECG)** : Cet examen mesure l'activité électrique du cœur et peut détecter des irrégularités cardiaques.
2. **Doppler des artères péniennes** : Ce test spécifique évalue le flux sanguin vers le pénis pour déterminer si des problèmes vasculaires sont en cause.
3. **Test d'effort** : Réalisé pour évaluer la capacité cardiaque et le risque cardiovasculaire.

4. Examen urologique

Un urologue peut procéder à un examen plus spécifique pour évaluer la santé des organes génitaux. Cela inclut :

- Une évaluation physique des testicules et du pénis.
- Des tests pour détecter d'éventuelles anomalies anatomiques.

5. Examens neurologiques

Si des troubles nerveux sont suspectés, un neurologue peut recommander des tests supplémentaires pour évaluer la fonction nerveuse, notamment :

- **Tests de conduction nerveuse** : Ils vérifient si les nerfs transmettent correctement les signaux.
- **IRM** : En cas de suspicion de problèmes au niveau de la colonne vertébrale ou du cerveau.

QUAND CONSULTER UN SPÉCIALISTE

Certaines conditions nécessitent une prise en charge par un spécialiste, notamment :

1. **Un endocrinologue** : Si les bilans hormonaux montrent des anomalies.
2. **Un cardiologue** : En cas de facteurs de risque cardiovasculaire élevés.
3. **Un psychologue ou sexologue** : Lorsque les tests physiques ne montrent rien d'anormal, mais que des facteurs psychologiques sont soupçonnés.

SUIVI ET PRÉVENTION

Une fois les tests réalisés, il est important de suivre les recommandations médicales pour traiter les problèmes identifiés. Voici quelques mesures préventives :

1. **Régulation du poids** : Maintenir un IMC sain pour réduire les risques.
2. **Activité physique** : Un exercice régulier améliore la circulation et la santé cardiaque.
3. **Régime alimentaire** : Adopter une alimentation équilibrée, pauvre en sucres raffinés et en graisses saturées.
4. **Gestion du stress** : Pratiquer des activités relaxantes comme la méditation ou le yoga.
5. **Arrêt du tabac** : Le tabac est un facteur aggravant majeur des problèmes érectiles.

CONCLUSION

Un bilan de santé global est une étape essentielle pour écarter les causes graves des troubles érectiles. Ces tests, bien que simples, offrent une vue d'ensemble précieuse de votre santé et permettent de cibler les interventions nécessaires. En prenant soin de votre corps et en restant vigilant, vous pouvez non seulement améliorer votre fonction sexuelle, mais aussi protéger votre santé à long terme.

8. Optimiser votre alimentation pour booster vos érections

L'alimentation joue un rôle crucial dans la santé sexuelle. Une érection est avant tout un processus physiologique qui dépend de la santé cardiovasculaire, des niveaux hormonaux, et de la circulation sanguine. Une alimentation adaptée peut être un outil puissant pour optimiser ces fonctions et booster vos performances. Dans cette section, nous explorerons les aliments clés qui favorisent une bonne circulation sanguine, stimulent les hormones essentielles et renforcent la santé globale.

POURQUOI L'ALIMENTATION EST ESSENTIELLE POUR VOS ÉRECTIONS

Votre alimentation influence directement plusieurs mécanismes liés à la fonction érectile :

- **La circulation sanguine** : Les artères péniennes, très fines, peuvent être obstruées par une mauvaise alimentation.
- **Les niveaux d'oxyde nitrique** : Cette molécule favorise la dilatation des vaisseaux sanguins, essentielle pour l'afflux sanguin au pénis.
- **Les hormones** : La testostérone, pilier de la libido et de la performance sexuelle, dépend de nutriments précis.

LES ALIMENTS QUI BOOSTENT LA CIRCULATION SANGUINE

1. Les fruits riches en antioxydants

Les antioxydants aident à protéger les vaisseaux sanguins contre les dommages causés par les radicaux libres. Parmi les meilleurs fruits pour une bonne circulation :

- **Les baies (myrtilles, fraises, framboises)** : Riches en flavonoïdes, elles réduisent l'inflammation et améliorent la santé vasculaire.
- **Les agrumes (oranges, citrons, pamplemousses)** : Leur teneur en vitamine C renforce les parois des vaisseaux sanguins.
- **La pastèque** : Contient de la citrulline, un acide aminé qui favorise la production d'oxyde nitrique.

2. Les légumes verts à feuilles

Les épinards, le chou frisé et la roquette sont riches en nitrates naturels. Ces composés sont transformés en oxyde nitrique par le corps, aidant à détendre et dilater les vaisseaux sanguins.

3. Les aliments riches en oméga-3

Les oméga-3 améliorent la fluidité du sang et réduisent l'inflammation. Parmi les meilleures sources :

- **Le saumon, le maquereau et les sardines** : Ces poissons gras sont également riches en vitamine D, qui stimule la production de testostérone.
- **Les graines de lin et de chia** : Idéales pour les végétariens, elles sont une excellente alternative aux poissons gras.

4. Le chocolat noir

En petites quantités (au moins 70 % de cacao), le chocolat noir contient des flavonoïdes qui améliorent la circulation et protègent les vaisseaux sanguins.

LES ALIMENTS QUI STIMULENT LES HORMONES

1. Les aliments riches en zinc

Le zinc est essentiel pour la production de testostérone. Une carence peut entraîner une baisse de la libido et des troubles érectiles. Les meilleures sources :

- **Les huîtres** : Reconnues pour leurs propriétés aphrodisiaques, elles sont l'une des meilleures sources naturelles de zinc.
- **Les noix de cajou** : Idéales pour une collation saine.
- **Les légumineuses (pois chiches, lentilles)** : Une alternative végétarienne riche en zinc.

2. Les aliments riches en vitamine D

La vitamine D joue un rôle dans la régulation de la testostérone. Une exposition au soleil est la meilleure source, mais certains aliments peuvent aider :

- **Le saumon et le thon.**
- **Les œufs (y compris le jaune).**
- **Les champignons exposés à la lumière UV.**

3. Les graisses saines

Les acides gras mono-insaturés et polyinsaturés sont cruciaux pour la production hormonale. Privilégiez :

- **L'huile d'olive extra vierge.**
- **Les avocats.**
- **Les noix et les amandes.**

55

- **L'huile d'olive extra vierge.**
- **Les avocats.**
- **Les noix et les amandes.**

LES ALIMENTS À ÉVITER

Certains aliments peuvent saboter vos efforts et nuire à votre santé érectile. Voici ce qu'il faut limiter ou éliminer :

1. **Les sucres raffinés** : Les sodas, les bonbons et les pâtisseries augmentent l'inflammation et favorisent l'obésité, deux ennemis de la santé sexuelle.
2. **Les graisses trans** : Présentes dans les aliments frits et les produits transformés, elles obstruent les artères et perturbent les niveaux hormonaux.
3. **L'alcool en excès** : Bien qu'une consommation modérée puisse être acceptable, l'excès d'alcool diminue les niveaux de testostérone et peut provoquer des troubles érectiles temporaires.
4. **Le sel en excès** : Une alimentation trop salée peut augmenter la pression artérielle et réduire le flux sanguin.

COMMENT INTÉGRER CES ALIMENTS DANS VOTRE QUOTIDIEN

Petit-déjeuner

- Smoothie à base d'épinards, de baies, de graines de chia et de lait d'amandes.
- Œufs brouillés avec avocat et saumon fumé.

Déjeuner

- Salade de quinoa avec avocat, noix de cajou, et légumes verts.
- Filet de saumon grillé avec des asperges et une purée de patates douces.

Dîner

- Poulet rôti avec huile d'olive, accompagné de brocolis vapeur et de riz complet.
- Curry de lentilles aux épinards, servi avec du riz basmati.

Collations

- Une poignée de noix ou d'amandes.
- Une barre de chocolat noir (70 % de cacao minimum).
- Une orange ou un bol de myrtilles.

AUTRES CONSEILS POUR UNE ALIMENTATION OPTIMALE

1. **Privilégiez les aliments frais et non transformés** : Ils sont généralement plus riches en nutriments essentiels.
2. **Répartissez vos repas** : Mangez de plus petites portions tout au long de la journée pour maintenir un niveau d'énergie stable.
3. **Hydratez-vous** : L'eau est essentielle pour maintenir une bonne circulation sanguine.
4. **Consultez un professionnel** : Si vous avez des conditions médicales ou des restrictions alimentaires, un nutritionniste peut vous aider à concevoir un plan adapté.

CONCLUSION

Optimiser votre alimentation est une stratégie efficace pour booster vos érections et améliorer votre santé globale. En intégrant des aliments qui favorisent la circulation sanguine et stimulent les hormones essentielles, vous pouvez transformer votre style de vie et maximiser vos performances. Prenez soin de votre assiette, et votre corps vous en remerciera.

9. **Les exercices physiques qui renforcent votre virilité**

L'activité physique est une des clés pour maintenir et améliorer la santé sexuelle. Elle agit à plusieurs niveaux : en stimulant la circulation sanguine, en renforçant les muscles essentiels à l'érection, et en régularisant les hormones telles que la testostérone. Les exercices ciblés pour le plancher pelvien et les activités cardio-respiratoires sont particulièrement efficaces pour booster votre virilité et prévenir les troubles érectiles. Dans cette section, nous explorerons ces exercices en détail, leurs bienfaits, et comment les intégrer à votre routine quotidienne.

POURQUOI L'EXERCICE PHYSIQUE EST ESSENTIEL POUR LA VIRILITÉ

L'exercice physique offre plusieurs avantages directs et indirects pour la santé sexuelle :

- **Amélioration de la circulation sanguine** : Les activités physiques augmentent le débit cardiaque et favorisent une meilleure circulation sanguine, indispensable pour une érection ferme.
- **Renforcement musculaire** : Les muscles du plancher pelvien, lorsqu'ils sont solides, jouent un rôle crucial dans le maintien de l'érection.
- **Stimulation hormonale** : L'exercice régulier favorise la production de testostérone, une hormone essentielle à la libido et à la performance sexuelle.
- **Réduction du stress** : L'activité physique libère des endorphines, réduisant ainsi l'anxiété et le stress, qui peuvent affecter négativement la performance sexuelle.

LE RENFORCEMENT DU PLANCHER PELVIEN : UNE BASE SOLIDE POUR L'ÉRECTION

Les muscles du plancher pelvien jouent un rôle vital dans la fonction érectile. Ils soutiennent les organes génitaux, contribuent à maintenir le sang dans le pénis pendant l'érection et participent à l'éjaculation. Les exercices ciblés pour cette région, souvent appelés exercices de Kegel, sont simples à réaliser et extrêmement efficaces.

Les exercices de Kegel

1. **Identifier les muscles du plancher pelvien** : Pour localiser ces muscles, essayez d'arrêter le flux d'urine pendant que vous urinez. Les muscles utilisés pour cela sont ceux que vous devez renforcer.
2. **Réalisation des exercices** :
   - Contractez les muscles du plancher pelvien et maintenez la contraction pendant 3 à 5 secondes.
   - Relâchez pendant le même laps de temps.
   - Répétez l'exercice 10 à 15 fois, 3 fois par jour.
3. **Progrésser progressivement** : Augmentez la durée de la contraction à mesure que vos muscles se renforcent,

jusqu'à atteindre 10 secondes par contraction.

4. **Points à éviter** : Ne contractez pas les muscles de l'abdomen, des fessiers ou des cuisses pour isoler efficacement le plancher pelvien.

Bienfaits des exercices de Kegel

- Amélioration de la durée et de la qualité des érections.
- Contrôle accru sur l'éjaculation, réduisant le risque d'éjaculation précoce.
- Meilleure sensibilité et plaisir pendant les rapports sexuels.

LES ACTIVITÉS CARDIO-RESPIRATOIRES : LE MOTEUR DE LA PERFORMANCE

Un cœur en bonne santé est la pierre angulaire d'une érection ferme. Les activités cardiovasculaires augmentent le débit sanguin et renforcent les vaisseaux sanguins, prévenant ainsi les problèmes liés à la circulation.

Les meilleures activités cardio pour la santé sexuelle

1. **La course à pied** : En courant 30 à 40 minutes, 3 fois par semaine, vous améliorez la capacité cardiovasculaire et réduisez les facteurs de risque comme l'hypertension et l'obésité.
2. **Le cyclisme modéré** : Bien qu'il faille éviter une pression excessive sur le périnée, le vélo est excellent pour renforcer le système cardiovasculaire. Choisissez une selle ergonomique pour prévenir les inconforts.
3. **La natation** : Ce sport complet améliore l'endurance, la circulation et le tonus musculaire sans impact sur les articulations.
4. **Le HIIT (Entraînement fractionné de haute intensité)** : Alternant des périodes d'effort intense et

de récupération active, le HIIT booste la production de testostérone et améliore la santé cardiovasculaire.

Plan d'entraînement cardio à suivre

- **Objectif hebdomadaire** : 150 minutes d'activité modérée ou 75 minutes d'activité intense.
- **Progression** : Commencez par des sessions de 20 minutes et augmentez progressivement leur durée et intensité.
- **Écoute de votre corps** : Respectez vos limites pour éviter les blessures.

RENFORCEMENT MUSCULAIRE ET EXERCICES FONCTIONNELS

Outre les activités cardio et les Kegels, le renforcement musculaire général contribue à une meilleure santé sexuelle.

Les exercices à inclure

1. **Squats** : Ils renforcent les muscles des jambes et du bassin, améliorant ainsi la circulation sanguine.
2. **Deadlifts** : Cet exercice travaille les muscles du dos et des jambes, stimulant la production de testostérone.
3. **Planche abdominale** : Un tronc solide améliore la posture et la stabilité pendant les rapports sexuels.

Fréquence

- Réalisez des séances de renforcement musculaire 2 à 3 fois par semaine.
- Concentrez-vous sur une technique correcte pour maximiser les bénéfices et minimiser les risques de blessures.

EXERCICES SPÉCIFIQUES POUR LA RELAXATION ET LE STRESS

Le stress est un ennemi majeur de la performance sexuelle. Les activités qui favorisent la relaxation mentale et physique sont donc également essentielles.

Le yoga

Certaines postures de yoga améliorent la circulation sanguine et renforcent le plancher pelvien :

- **La posture du cobra (Bhujangasana)** : Elle stimule le flux sanguin vers le bas-ventre.
- **La posture du pont (Setu Bandhasana)** : Idéale pour renforcer les muscles du plancher pelvien.

La méditation

La méditation pleine conscience aide à réduire l'anxiété de performance et à mieux se connecter au moment présent.

COMMENT INTÉGRER CES EXERCICES DANS VOTRE ROUTINE

- **Planifiez vos sessions** : Dédiez un moment spécifique chaque jour à l'exercice pour en faire une habitude.
- **Commencez doucement** : Si vous êtes novice, commencez par 10 à 15 minutes par jour et augmentez progressivement.
- **Combinez les approches** : Associez cardio, renforcement musculaire et exercices spécifiques comme les Kegels ou le yoga pour une approche complète.
- **Suivez vos progrès** : Notez vos sessions et observez les effets sur votre santé globale et sexuelle. Cette discipline vous motivera à poursuivre.

CONCLUSION

L'exercice physique est une solution naturelle et efficace pour renforcer votre virilité. En ciblant les muscles clés, en améliorant la circulation sanguine et en réduisant le stress, vous pouvez transformer votre santé sexuelle et globale. Commencez aujourd'hui et adoptez une routine qui boostera votre confiance et vos performances.

10. **Le rôle essentiel du sommeil**

Le sommeil est un pilier fondamental de la santé globale, mais son impact sur la santé sexuelle est souvent sous-estimé. Une bonne qualité de sommeil favorise la production hormonale, améliore la régulation du stress et optimise la circulation sanguine — trois éléments essentiels pour une fonction érectile saine. Dans cette section, nous allons explorer pourquoi le sommeil est crucial pour vos performances sexuelles et comment améliorer votre repos pour maximiser ses bénéfices.

POURQUOI LE SOMMEIL EST-IL SI IMPORTANT POUR LA SANTÉ SEXUELLE ?

Le sommeil a un impact profond sur plusieurs mécanismes liés à la santé sexuelle :

1. **Production hormonale** : Pendant le sommeil profond, votre corps produit la majeure partie de sa testostérone. Cette hormone joue un rôle essentiel dans le désir sexuel et la qualité des érections.
2. **Régulation du stress** : Un repos insuffisant augmente les niveaux de cortisol, une hormone du stress qui peut inhiber la production de testostérone.
3. **Santé cardiovasculaire** : Le sommeil aide à maintenir une pression artérielle stable et à préserver la santé des vaisseaux sanguins, indispensables à une bonne circulation sanguine.
4. **Énergie et état mental** : Un sommeil réparateur augmente vos niveaux d'énergie, améliore votre humeur et réduit l'anxiété, favorisant ainsi des performances sexuelles optimales.

LES CONSÉQUENCES D'UN MAUVAIS SOMMEIL SUR LA SANTÉ SEXUELLE

Un manque de sommeil ou un sommeil de mauvaise qualité peut avoir des effets négatifs directs sur vos performances sexuelles :

1. **Réduction de la testostérone** : Une seule nuit de sommeil insuffisant peut réduire significativement les niveaux de testostérone.
2. **Fatigue chronique** : Le manque de repos entraîne une baisse d'énergie, rendant difficile l'engagement dans des activités sexuelles.
3. **Troubles érectiles** : Une circulation sanguine compromise par une mauvaise santé cardiovasculaire liée au manque de sommeil peut entraîner des troubles érectiles.
4. **Diminution de la libido** : Le stress accru et l'épuisement mental réduisent le désir sexuel.

AMÉLIORER VOTRE SOMMEIL POUR BOOSTER VOS PERFORMANCES

1. Adoptez une routine de sommeil régulière

- **Horaire fixe** : Couchez-vous et levez-vous à la même heure chaque jour, même le week-end.
- **Durée optimale** : La plupart des adultes ont besoin de 7 à 9 heures de sommeil par nuit.
- **Respectez vos cycles de sommeil** : Chaque cycle dure environ 90 minutes. Essayez de vous réveiller à la fin d'un cycle pour un réveil plus énergique.

2. Créez un environnement propice au sommeil

- **Chambre sombre et calme** : Utilisez des rideaux occultants et éliminez les bruits perturbateurs avec des bouchons d'oreilles ou une machine à bruit blanc.
- **Température idéale** : Maintenez une chambre entre 16 et 20 °C, une température optimale pour un sommeil réparateur.
- **Lit confortable** : Investissez dans un matelas et des oreillers de qualité.

3. Limitez les stimulants avant le coucher

- **Caféine et nicotine** : Évitez-les après 14 heures, car leur effet stimulant peut perturber votre endormissement.

- **Alcool** : Bien que l'alcool puisse favoriser l'endormissement, il perturbe les cycles de sommeil profond.
- **Temps d'écran** : La lumière bleue des appareils électroniques inhibe la production de mélatonine, l'hormone du sommeil. Évitez les écrans au moins une heure avant de vous coucher.

4. Pratiquez des rituels relaxants

- **Méditation ou respiration profonde** : Ces pratiques réduisent le stress et préparent le corps et l'esprit au sommeil.
- **Lecture apaisante** : Privilégiez des lectures légères ou inspirantes.
- **Bain chaud** : Un bain avant le coucher peut aider à détendre les muscles et à abaisser la température corporelle, favorisant l'endormissement.

5. Adoptez une alimentation favorable au sommeil

- **Aliments riches en mélatonine** : Les cerises, les noix et les tomates contiennent cette hormone naturelle du sommeil.
- **Magnésium et calcium** : Ces minéraux, présents dans les légumes verts à feuilles, les amandes et les produits laitiers, favorisent la relaxation musculaire.
- **Collations légères** : Privilégiez un encas léger comme une banane ou un yaourt pour éviter de perturber votre digestion.

LES EXERCICES POUR AMÉLIORER VOTRE SOMMEIL

Activités physiques modérées

L'exercice régulier améliore la qualité du sommeil en réduisant le stress et en stimulant les cycles de sommeil profond.

- **Exercice cardiovasculaire** : La marche rapide, le jogging ou la natation sont excellents pour favoriser un sommeil réparateur.
- **Yoga ou stretching** : Ces activités relaxantes préparent votre corps au repos.

Exercices à éviter avant le coucher

Évitez les activités physiques intenses moins de trois heures avant de dormir, car elles peuvent augmenter votre niveau d'éveil.

QUAND CONSULTER UN PROFESSIONNEL ?

Si malgré vos efforts, vous continuez à avoir des difficultés de sommeil qui affectent vos performances sexuelles, il peut être utile de consulter un médecin ou un spécialiste du sommeil. Des troubles tels que l'apnée du sommeil ou l'insomnie chronique peuvent nécessiter une prise en charge spécifique.

CONCLUSION

Améliorer la qualité de votre sommeil est une stratégie puissante pour booster vos performances sexuelles et optimiser votre santé globale. En adoptant des habitudes de sommeil saines, en créant un environnement propice au repos et en écoutant les besoins de votre corps, vous pouvez transformer la qualité de votre repos et profiter d'une vie sexuelle plus épanouie.

PARTIE 3 : L'APPROCHE PSYCHOLOGIQUE

11. Comprendre l'anxiété de performance

L'anxiété de performance est une réalité pour beaucoup de personnes confrontées à la pression de répondre à des attentes, qu'elles soient personnelles ou imposées par leur environnement. En matière de santé sexuelle, elle peut devenir un obstacle majeur, perturbant la capacité à profiter pleinement de l'intimité. Comprendre les déclencheurs de cette anxiété et apprendre à la gérer efficacement est essentiel pour restaurer la confiance et vivre des relations épanouies.

QU'EST-CE QUE L'ANXIÉTÉ DE PERFORMANCE ?

L'anxiété de performance, dans le contexte sexuel, se manifeste par une peur intense de ne pas être à la hauteur. Cette crainte peut conduire à des problèmes érectiles, une diminution du plaisir et même à une évitement des relations intimes. Elle s'installe souvent comme un cercle vicieux : une expérience perçue comme échec alimente la peur, qui elle-même augmente les risques de dysfonction.

Les signes courants de l'anxiété de performance

1. **Pensées intrusives** : Une focalisation excessive sur le résultat, au détriment du plaisir.
2. **Symptômes physiques** : Palpitations, sueurs excessives, tensions musculaires ou difficultés respiratoires.
3. **Diminution de la libido** : Une perte d'intérêt sexuel due à la peur de l'échec.
4. **Tendance à l'évitement** : Des excuses répétées pour éviter les rapports sexuels.

IDENTIFIER LES DÉCLENCHEURS DE L'ANXIÉTÉ DE PERFORMANCE

1. Les attentes personnelles et sociétales

Les normes culturelles et les stéréotypes de genre jouent un rôle majeur dans le développement de l'anxiété de performance. Les hommes, par exemple, sont souvent soumis à des attentes de virilité, de contrôle et de perfection. Ces attentes, réalisables ou non, créent une pression immense.

2. Expériences passées

Un épisode isolé de trouble érectile ou une relation insatisfaisante peut laisser une empreinte durable. Ces souvenirs alimentent la peur d'une répétition de l'échec.

3. Facteurs relationnels

Une communication insuffisante ou des tensions non résolues dans une relation peuvent augmenter l'anxiété. La peur de ne pas satisfaire son partenaire est souvent exacerbée par un manque de dialogue.

4. Stress général

Les pressions professionnelles, financières ou personnelles peuvent se traduire par une anxiété générale, qui déteint sur la vie sexuelle.

5. Influence de la pornographie

La consommation excessive de contenu pornographique peut fausser les attentes sur la performance sexuelle, rendant les situations réelles plus stressantes.

STRATÉGIES POUR FAIRE FACE À L'ANXIÉTÉ DE PERFORMANCE

1. Adopter une approche axée sur le plaisir

- **Redéfinir le succès** : Se concentrer sur le plaisir mutuel et l'intimité plutôt que sur des résultats précis.
- **Pratiquer la pleine conscience** : Rester présent dans le moment, en appréciant chaque sensation sans jugement.
- **Jeux intimes non pénétratifs** : Explorer d'autres formes de plaisir peut aider à éliminer la pression associée à la performance pénétrative.

2. Améliorer la communication dans le couple

- **Exprimer ses peurs** : Partager vos inquiétudes avec votre partenaire peut renforcer la compréhension mutuelle.
- **Recevoir du soutien** : Un partenaire compréhensif peut aider à réduire la pression.
- **Établir des attentes réalistes** : Discuter ouvertement des besoins et des désirs peut prévenir les malentendus.

3. Gérer le stress quotidien

- **Activité physique** : L'exercice libère des endorphines, réduisant le stress.
- **Méditation et respiration** : Ces techniques apaisent le

système nerveux et réduisent l'anxiété.

- **Déconnexion numérique** : Réduire le temps passé sur les réseaux sociaux peut diminuer les comparaisons inutiles.

4. Revoir ses habitudes de vie

- **Régime équilibré** : Une alimentation saine favorise la production d'hormones essentielles.
- **Sommeil régulier** : Un repos insuffisant amplifie le stress et affecte les performances.
- **Limiter la consommation d'alcool et de tabac** : Ces substances peuvent aggraver les troubles érectiles.

5. Consulter un professionnel

- **Thérapie cognitivo-comportementale (TCC)** : Cette approche aide à identifier et à reprogrammer les schémas de pensée négatifs.
- **Sexologue** : Un spécialiste peut proposer des stratégies personnalisées pour gérer l'anxiété de performance.
- **Médecin** : Dans certains cas, des traitements médicamenteux temporaires peuvent aider à restaurer la confiance.

EXERCICES PRATIQUES POUR SURMONTER L'ANXIÉTÉ

1. Techniques de respiration

- Inspirez lentement par le nez pendant 4 secondes.
- Retenez votre souffle pendant 7 secondes.
- Expirez doucement par la bouche pendant 8 secondes.
- Répétez ce cycle 5 fois pour calmer le système nerveux.

2. Visualisation positive

- Imaginez une scène où vous vous sentez en confiance et en contrôle.
- Pratiquez cette visualisation quotidiennement pour renforcer votre assurance.

3. Progression graduée

- Commencez par des moments d'intimité sans pression de performance.
- Augmentez progressivement le niveau d'engagement à mesure que votre confiance grandit.

CONCLUSION

L'anxiété de performance peut sembler insurmontable, mais avec une compréhension claire de ses déclencheurs et des stratégies efficaces pour la gérer, il est possible de reprendre confiance et de retrouver une vie sexuelle épanouie. Prenez le temps de découvrir ce qui fonctionne pour vous, et souvenez-vous que demander de l'aide est un signe de force, pas de faiblesse.

12. Techniques de relaxation et de pleine conscience

Le stress lié à la performance, en particulier dans les moments d'intimité, peut devenir un frein majeur à une vie sexuelle épanouie. La pleine conscience (« mindfulness ») et les techniques de relaxation sont des outils puissants pour apaiser le mental, améliorer la présence dans l'instant, et réduire l'anxiété. Ces approches permettent de retrouver un équilibre psychologique et de développer une meilleure connexion avec soi-même et son partenaire. Dans cette section, nous explorerons comment ces techniques peuvent transformer votre expérience et vous aider à gérer le stress lié à la performance.

QU'EST-CE QUE LA PLEINE CONSCIENCE ET POURQUOI EST-ELLE IMPORTANTE ?

La pleine conscience est la capacité à se concentrer pleinement sur le moment présent sans jugement. Plutôt que de se perdre dans des pensées anxiogènes ou des souvenirs d'échecs passés, le mindfulness invite à être attentif aux sensations corporelles, aux émotions et à l'interaction avec son environnement.

Les bienfaits du mindfulness sur la santé sexuelle

1. **Réduction de l'anxiété** : La pleine conscience diminue les réponses de stress, rendant plus facile la relaxation pendant les moments intimes.
2. **Amélioration de la présence** : Elle aide à se déconnecter des attentes et à se concentrer sur le plaisir mutuel.
3. **Renforcement de la confiance en soi** : En favorisant l'acceptation et la bienveillance envers soi-même, le mindfulness aide à surmonter les peurs liées à la performance.
4. **Meilleure communication dans le couple** : En étant plus présent, on devient plus attentif aux besoins et aux désirs de son partenaire.

TECHNIQUES DE RELAXATION POUR RÉDUIRE LE STRESS

1. La respiration profonde

La respiration est un outil simple mais puissant pour calmer le système nerveux et réduire l'anxiété. Une respiration lente et profonde peut signaler au corps qu'il est en sécurité, activant ainsi le système nerveux parasympathique (responsable de la relaxation).

Exercice : Respiration 4-7-8

- Inspirez lentement par le nez pendant 4 secondes.
- Retenez votre souffle pendant 7 secondes.
- Expirez doucement par la bouche pendant 8 secondes.
- Répétez ce cycle 4 à 5 fois.

Cet exercice aide à réguler le rythme cardiaque et à calmer les tensions.

2. La relaxation musculaire progressive

Cette technique consiste à tendre et à relâcher progressivement chaque groupe musculaire du corps, aidant ainsi à évacuer les tensions physiques.

Exercice : Détente musculaire

- Allongez-vous dans un endroit calme et confortable.
- Commencez par contracter les muscles des pieds pendant 5 secondes, puis relâchez.

- Remontez progressivement vers les mollets, les cuisses, l'abdomen, les bras, les épaules, et enfin le visage.
- Concentrez-vous sur la sensation de relâchement.

Cet exercice peut être effectué avant un moment d'intimité pour détendre le corps et l'esprit.

3. La visualisation positive

La visualisation consiste à imaginer des scènes positives et apaisantes, stimulant un état de bien-être.

Exercice : Scénario de confiance

- Fermez les yeux et prenez quelques respirations profondes.
- Imaginez un moment où vous vous sentez en totale confiance et en contrôle.
- Visualisez les détails : les couleurs, les sons, les sensations corporelles.
- Laissez cette image imprégner votre esprit et revenez à elle chaque fois que vous ressentez du stress.

INTÉGRER LE MINDFULNESS DANS VOTRE VIE QUOTIDIENNE

1. La méditation de pleine conscience

La méditation de pleine conscience est une pratique qui consiste à se concentrer sur sa respiration, ses sensations corporelles ou ses pensées, sans jugement.

Exercice : Méditation de base

- Asseyez-vous confortablement dans un endroit calme.
- Fermez les yeux et concentrez-vous sur votre respiration.
- Lorsque votre esprit vagabonde (ce qui est normal), ramenez doucement votre attention à votre respiration.
- Commencez par 5 minutes par jour et augmentez progressivement la durée.

2. La marche en pleine conscience

La marche consciente consiste à être pleinement présent pendant une promenade, en se concentrant sur chaque pas et les sensations associées.

- Concentrez-vous sur la sensation de vos pieds touchant le sol.
- Observez les sons, les odeurs et les couleurs autour de vous.
- Respirez lentement et appréciez le moment présent.

3. La pratique du body scan

Le body scan est une technique qui aide à prendre conscience de chaque partie de son corps, favorisant une connexion profonde avec soi-même.

- Allongez-vous dans un endroit calme.
- Fermez les yeux et concentrez-vous sur chaque partie de votre corps, en commençant par les pieds et en remontant jusqu'à la tête.
- Notez les sensations sans essayer de les changer.

LE MINDFULNESS DANS LE CONTEXTE SEXUEL

La pleine conscience peut transformer votre expérience sexuelle en vous aidant à être pleinement présent et à vous libérer des attentes de performance.

1. Se concentrer sur les sensations

- Déplacez votre attention des pensées anxieuses vers les sensations physiques, comme le toucher ou la chaleur.
- Prenez le temps d'explorer chaque sensation sans vous précipiter vers un objectif précis.

2. Créer un espace sans jugement

- Acceptez vos sensations et vos réactions telles qu'elles sont, sans les critiquer.
- Communiquez avec votre partenaire pour instaurer un environnement bienveillant.

3. Pratiquer la gratitude

- Remerciez votre corps et celui de votre partenaire pour l'expérience partagée.
- Cela aide à cultiver une attitude positive et à renforcer la connexion émotionnelle.

QUAND CHERCHER DU SOUTIEN PROFESSIONNEL ?

Si vous trouvez difficile d'intégrer ces techniques ou si l'anxiété persiste, un professionnel, comme un thérapeute ou un sexologue, peut vous guider dans l'apprentissage de ces approches.

CONCLUSION

Les techniques de relaxation et la pleine conscience sont des outils puissants pour réduire le stress lié aux performances. En vous reconnectant à l'instant présent et en développant une attitude bienveillante envers vous-même, vous pouvez transformer vos expériences intimes. Avec de la pratique et de la patience, ces techniques peuvent non seulement améliorer votre santé sexuelle, mais aussi enrichir votre bien-être général.

13. Réécrire votre discours intérieur

Notre discours intérieur — ces pensées que nous avons constamment à propos de nous-mêmes — peut avoir un impact profond sur notre confiance, notre santé mentale et nos performances. Lorsqu'il est dominé par des pensées négatives, il peut créer un cercle vicieux d'anxiété, de dévalorisation et de démoralisation. Heureusement, il est possible de reprogrammer ces schémas de pensée en remplaçant les croyances limitantes par des affirmations positives. Dans cette section, nous explorons des stratégies pratiques pour transformer votre discours intérieur et renforcer votre estime de soi.

COMPRENDRE LE DISCOURS INTÉRIEUR

Qu'est-ce que le discours intérieur ?

Le discours intérieur est la façon dont nous nous parlons à nous-mêmes. Il peut être positif et motivant ou, au contraire, critique et destructeur. Les pensées négatives, souvent enracinées dans des expériences passées, peuvent devenir des « vérités » intériorisées, influençant nos actions et nos émotions.

Les effets des pensées négatives

1. **Dévalorisation personnelle** : Les critiques internes constantes peuvent éroder l'estime de soi.
2. **Anxiété accrue** : Les anticipations négatives amplifient le stress et l'inquiétude.
3. **Auto-sabotage** : Les croyances limitantes peuvent empêcher d'agir ou de saisir des opportunités.

Identifier les pensées négatives

Avant de remplacer les pensées négatives, il est essentiel de les reconnaître. Voici quelques exemples courants :

- « Je ne suis pas à la hauteur. »
- « Je vais encore échouer. »
- « Je ne mérite pas le succès ou le bonheur. »
- « Tout le monde me jugera si je me trompe. »

TECHNIQUES POUR TRANSFORMER VOTRE DISCOURS INTÉRIEUR

1. Prendre conscience de vos pensées

La première étape consiste à observer vos pensées sans jugement. Il ne s'agit pas de les changer immédiatement, mais de reconnaître leur existence.

Exercice : Journal des pensées

- Notez chaque jour les pensées négatives qui vous traversent l'esprit.
- Identifiez les situations ou les émotions qui les déclenchent.
- Analysez les thèmes récurrents pour mieux comprendre leurs origines.

2. Remettre en question les croyances limitantes

Une fois que vous avez identifié vos pensées négatives, posez-vous les questions suivantes :

- Cette pensée est-elle basée sur des faits ou des suppositions ?
- Y a-t-il des preuves contraires ?
- Que dirais-je à un ami qui pense cela de lui-même ?

Exemple

Pensée négative : « Je vais échouer à ce projet. »

Réévaluation : « J'ai réussi des projets similaires dans le passé. Je suis bien préparé et je peux demander de l'aide si besoin. »

3. Remplacer par des affirmations positives

Les affirmations positives sont des déclarations claires et constructives qui contrecarrent les pensées négatives. Elles doivent être réalistes et alignées avec vos objectifs.

Comment formuler une affirmation positive

1. **Soyez spécifique** : Remplacez « Je suis mauvais » par « J'ai les compétences pour réussir cette tâche. »
2. **Utilisez le présent** : Énoncez vos affirmations comme si elles étaient déjà réalisées.
3. **Soyez positif** : Concentrez-vous sur ce que vous voulez atteindre, pas sur ce que vous voulez éviter.

Exemples d'affirmations positives

- « Je suis capable et je mérite de réussir. »
- « Je suis présent et pleinement engagé dans ce que je fais. »
- « J'apprends et je grandis à chaque étape de mon parcours. »

4. Pratiquer la gratitude

La gratitude peut transformer votre perspective en vous aidant à reconnaître les aspects positifs de votre vie.

Exercice : Journal de gratitude

- Chaque soir, écrivez trois choses pour lesquelles vous êtes reconnaissant.
- Prenez le temps de réfléchir à pourquoi ces éléments sont importants pour vous.

5. Visualisation positive

La visualisation est un outil puissant pour renforcer les affirmations positives. Imaginez-vous réussissant ou agissant avec confiance dans une situation spécifique.

Exercice : Créez votre scénario de réussite

- Fermez les yeux et visualisez-vous dans une situation difficile.
- Imaginez-vous gérer cette situation avec assurance et compétence.
- Ajoutez des détails sensoriels (sons, sensations, expressions).

PRATIQUER LA BIENVEILLANCE ENVERS SOI-MÊME

1. Accepter l'imparfait

Personne n'est parfait, et accepter ses faiblesses est une étape essentielle vers l'auto-compassion. Rappelez-vous que les erreurs font partie de l'apprentissage.

2. Parler à soi-même comme à un ami

Quand une pensée négative surgit, demandez-vous : « Que dirais-je à un ami dans cette situation ? » Appliquez cette même bienveillance envers vous-même.

RENFORCER VOTRE PRATIQUE AVEC DES OUTILS EXTERNES

Applications et journaux

- Utilisez des applications comme Calm ou Headspace pour des exercices guidés.
- Investissez dans un journal spécialisé pour suivre vos progrès.

Soutien professionnel

Un coach ou un thérapeute peut vous aider à identifier les schémas profonds de pensée négative et à travailler dessus.

CONCLUSION

Réécrire votre discours intérieur est une démarche puissante pour transformer votre vie. En remplaçant les croyances limitantes par des affirmations positives et en cultivant une attitude bienveillante envers vous-même, vous pouvez renforcer votre confiance et atteindre vos objectifs avec sérénité. Cela demande de la pratique, mais les résultats en valent largement la peine.

14. Communiquer avec votre partenaire

La communication est la pierre angulaire d'une relation saine et épanouie. Dans le domaine de l'intimité, aborder des sujets sensibles, comme les problèmes de performance ou les inquiétudes personnelles, peut être délicat. Pourtant, une communication ouverte et honnête est essentielle pour renforcer la confiance, résoudre les problèmes et construire une meilleure connexion avec votre partenaire. Dans cette section, nous explorerons des stratégies pour discuter de ces sujets de manière constructive et bienveillante.

POURQUOI LA COMMUNICATION EST-ELLE ESSENTIELLE ?

Une communication ouverte avec votre partenaire permet de :

1. **Briser les malentendus** : Les non-dits peuvent engendrer des présomptions erronées et créer des tensions inutiles.
2. **Renforcer la confiance** : Partager ses peurs et ses espoirs renforce le lien émotionnel.
3. **Trouver des solutions communes** : En travaillant ensemble, il est plus facile de surmonter les défis.
4. **Cultiver une intimité émotionnelle** : Une communication honnête encourage une connexion plus profonde.

PRÉPARER LA DISCUSSION

Avant d'aborder un sujet sensible, il est important de se préparer mentalement et émotionnellement. Voici comment :

1. Clarifiez vos objectifs

Demandez-vous ce que vous souhaitez accomplir à travers cette conversation. Est-ce pour :

- Partager une inquiétude personnelle ?
- Proposer une solution ?
- Renforcer la compréhension mutuelle ?

2. Choisissez le bon moment et le bon lieu

- **Moment** : Préférez un moment où vous et votre partenaire êtes calmes et disponibles.
- **Lieu** : Optez pour un environnement privé et confortable, où vous pourrez parler sans interruptions.

3. Gérez vos émotions

- Prenez le temps de réfléchir à vos émotions avant la discussion.
- Si vous vous sentez anxieux, pratiquez des techniques de relaxation comme la respiration profonde.

COMMENT ABORDER LE SUJET

1. Utilisez un langage non accusateur

Adoptez une approche bienveillante et évitez les critiques. Parlez de vos propres ressentis plutôt que d'accuser votre partenaire.

Exemple

- À éviter : « Tu ne me comprends jamais. »
- Préférez : « Parfois, je me sens incompris(e) dans ces moments. »

2. Exprimez vos besoins avec clarté

Soyez honnête et direct sur ce que vous ressentez et ce dont vous avez besoin. Utilisez des phrases à la première personne (« Je ressens… », « J'aimerais… »).

Exemple

« J'ai ressenti un peu de pression récemment, et j'aimerais qu'on trouve ensemble des façons de rendre nos moments plus légers. »

3. Montrez de l'empathie

Faites preuve d'écoute active et reconnaissez les émotions de votre partenaire. Cela favorise un dialogue ouvert et respectueux.

Exemple

« Je comprends que cela puisse être difficile pour toi aussi. Parlons-en ensemble. »

4. Soyez réceptif aux réponses

Donnez à votre partenaire le temps de répondre et évitez d'interrompre. Montrez que vous êtes prêt à entendre son point de vue.

TECHNIQUES DE COMMUNICATION EFFICACE

1. L'écoute active

L'écoute active consiste à prêter attention non seulement aux mots, mais également aux émotions et aux intentions derrière ces mots.

- Maintenez un contact visuel.
- Faites des hochements de tête pour montrer que vous suivez.
- Reformulez pour vérifier que vous avez bien compris (« Si je comprends bien, tu veux dire que… »).

2. La validation émotionnelle

Reconnaître les sentiments de votre partenaire, même si vous n'êtes pas d'accord, aide à désamorcer les tensions.

Exemple

« Je vois que cela te touche beaucoup, et je respecte ce que tu ressens. »

3. Reformuler les propos

Si un désaccord surgit, reformulez les propos pour montrer que vous comprenez le point de vue de l'autre.

Exemple

« Donc, tu penses que… Est-ce bien cela ? »

GÉRER LES SITUATIONS DIFFICILES

Il peut arriver que la discussion devienne émotionnelle ou conflictuelle. Voici quelques stratégies pour maintenir une conversation constructive :

1. Prenez une pause si nécessaire

Si la conversation devient trop tendue, proposez de faire une pause et de reprendre plus tard.

Exemple

« Prenons un moment pour nous calmer et reparlons-en dans une heure. »

2. Restez concentré sur le sujet

Évitez de ressasser des problèmes passés ou de dévier vers d'autres sujets.

Exemple

« Restons concentrés sur ce que nous pouvons faire maintenant pour améliorer la situation. »

3. Faites preuve de patience

Certaines discussions nécessitent du temps pour trouver des résolutions. Soyez patient et prêt à poursuivre la conversation sur plusieurs sessions.

PROPOSER DES SOLUTIONS ENSEMBLE

L'objectif d'une discussion constructive est de trouver des solutions qui conviennent aux deux partenaires. Voici quelques idées :

- Établir des rituels de connexion, comme des sorties régulières ou des moments sans écrans.
- Explorer des activités qui renforcent la complicité, comme le yoga ou les massages mutuels.
- Consulter un professionnel, comme un thérapeute de couple, pour bénéficier d'une aide extérieure.

QUAND DEMANDER DE L'AIDE EXTÉRIEURE ?

Si les discussions ne mènent pas à une résolution ou si des conflits récurrents persistent, il peut être utile de consulter un professionnel pour faciliter le dialogue.

CONCLUSION

Aborder des sujets sensibles avec votre partenaire peut sembler intimidant, mais avec une approche bienveillante et des stratégies de communication efficaces, ces discussions peuvent renforcer votre relation. En étant ouvert, à l'écoute et disposé à collaborer, vous pouvez transformer les défis en opportunités pour une connexion plus profonde et une intimité renforcée.

PARTIE 4 : OPTIMISATION AVANCÉE

15. Suppléments naturels pour améliorer les érections

Améliorer les performances sexuelles de manière naturelle est une préoccupation pour de nombreux hommes. Heureusement, la nature offre une variété de suppléments qui peuvent soutenir la santé sexuelle, notamment en stimulant la circulation sanguine, en équilibrant les niveaux hormonaux et en réduisant le stress. Dans cette section, nous explorons les plantes, vitamines et minéraux les plus efficaces pour améliorer les érections.

POURQUOI UTILISER DES SUPPLÉMENTS NATURELS ?

Les suppléments naturels présentent plusieurs avantages par rapport aux traitements médicamenteux :

1. **Moins d'effets secondaires** : Contrairement aux médicaments, ils sont généralement mieux tolérés par le corps.
2. **Approche globale** : Ils soutiennent la santé globale tout en ciblant des problèmes spécifiques.
3. **Facilité d'accès** : Disponibles sans ordonnance, ils peuvent être intégrés facilement dans une routine quotidienne.

Cependant, il est important de consulter un professionnel de santé avant d'utiliser des suppléments, surtout si vous prenez déjà des médicaments.

LES PLANTES ADAPTOGÈNES POUR UNE MEILLEURE PERFORMANCE

1. Ginseng (Panax ginseng)

Connu sous le nom de « racine de vie », le ginseng est utilisé depuis des siècles en médecine traditionnelle pour améliorer l'énergie et la vitalité.

- **Bienfaits** :
  - Améliore la circulation sanguine.
  - Augmente les niveaux d'oxyde nitrique, essentiel pour la dilatation des vaisseaux sanguins.
  - Réduit le stress et la fatigue.
- **Dose recommandée** : 200 à 400 mg par jour.

2. Maca (Lepidium meyenii)

Originaire des Andes, la maca est souvent appelée « le viagra des Incas ».

- **Bienfaits** :
  - Augmente la libido.
  - Équilibre les hormones.
  - Améliore la qualité du sperme.
- **Dose recommandée** : 1 500 à 3 000 mg par jour.

3. Tribulus terrestris

Cette plante est couramment utilisée pour augmenter les performances physiques et sexuelles.

- **Bienfaits** :
    - Stimule la production de testostérone.
    - Améliore le désir sexuel.
- **Dose recommandée** : 250 à 750 mg par jour.

4. Ashwagandha (Withania somnifera)

Un adaptogène puissant, l'ashwagandha est utilisé pour réduire le stress et améliorer l'énergie.

- **Bienfaits** :
    - Réduit les niveaux de cortisol (hormone du stress).
    - Augmente la résistance physique et mentale.
- **Dose recommandée** : 300 à 600 mg par jour.

LES VITAMINES ESSENTIELLES POUR LA SANTÉ SEXUELLE

1. Vitamine D

Souvent appelée « vitamine du soleil », elle joue un rôle crucial dans la production hormonale.

- **Bienfaits** :
  - Augmente les niveaux de testostérone.
  - Améliore la santé cardiovasculaire.
- **Sources naturelles** : Exposition au soleil, poissons gras, œufs.
- **Dose recommandée** : 2 000 à 5 000 UI par jour.

2. Vitamine B3 (niacine)

La vitamine B3 est essentielle pour une bonne circulation sanguine.

- **Bienfaits** :
  - Dilate les vaisseaux sanguins.
  - Réduit le cholestérol, améliorant ainsi la santé cardiaque.
- **Sources naturelles** : Viandes maigres, poissons, arachides.
- **Dose recommandée** : 15 à 30 mg par jour.

3. Vitamine E

Antioxydant puissant, la vitamine E améliore la santé des cellules.

- **Bienfaits** :
  - Protège les cellules des dommages oxydatifs.
  - Améliore la circulation sanguine.
- **Sources naturelles** : Noix, graines, huiles végétales.
- **Dose recommandée** : 15 mg par jour.

LES MINÉRAUX ESSENTIELS

1. Zinc

Le zinc est indispensable à la production de testostérone et à la santé du système reproducteur.

- **Bienfaits** :
  - Augmente la libido.
  - Améliore la qualité du sperme.
- **Sources naturelles** : Huîtres, viande rouge, graines de citrouille.
- **Dose recommandée** : 11 mg par jour pour les hommes.

2. Magnésium

Le magnésium joue un rôle important dans la relaxation musculaire et la production d'énergie.

- **Bienfaits** :
  - Réduit le stress.
  - Améliore la circulation sanguine.
- **Sources naturelles** : Amandes, épinards, avocats.
- **Dose recommandée** : 400 mg par jour.

LES ACIDES AMINÉS POUR UNE MEILLEURE CIRCULATION

1. L-arginine

La L-arginine est un précurseur de l'oxyde nitrique, une molécule clé pour la dilatation des vaisseaux sanguins.

- **Bienfaits** :
    - Améliore le flux sanguin vers le pénis.
    - Soutient la récupération musculaire.
- **Dose recommandée** : 2 000 à 5 000 mg par jour.

2. L-citrulline

La L-citrulline est convertie en L-arginine dans le corps, offrant des effets similaires mais avec une meilleure tolérance digestive.

- **Bienfaits** :
    - Améliore les érections.
    - Augmente l'endurance physique.
- **Dose recommandée** : 1 000 à 2 000 mg par jour.

CONSIDÉRATIONS IMPORTANTES AVANT DE COMMENCER

1. **Consultez un professionnel de santé** : Avant d'intégrer des suppléments, consultez votre médecin, surtout si vous avez des problèmes de santé ou prenez des médicaments.
2. **Optez pour des produits de qualité** : Assurez-vous que les suppléments proviennent de sources fiables et sont exempts d'additifs nocifs.
3. **Soyez patient** : Les suppléments naturels mettent souvent plusieurs semaines avant de montrer des effets.

CONCLUSION

Les suppléments naturels offrent une solution efficace et sécuritaire pour améliorer les érections et soutenir la santé sexuelle globale. En intégrant des plantes adaptogènes, des vitamines, des minéraux et des acides aminés dans votre routine, vous pouvez favoriser une meilleure circulation sanguine, un équilibre hormonal et une réduction du stress. Combinez ces suppléments à une alimentation équilibrée et un mode de vie sain pour maximiser leurs bénéfices.

16. Améliorer la circulation sanguine

Une circulation sanguine efficace est essentielle pour le fonctionnement optimal de nombreux systèmes corporels, y compris la santé sexuelle. Un flux sanguin adéquat permet d'apporter de l'oxygène et des nutriments aux organes et tissus, tout en facilitant l'élimination des déchets. Pour améliorer la vascularisation, il est crucial de comprendre les facteurs qui influencent la circulation sanguine et d'adopter des stratégies pour les optimiser. Voici un guide complet des méthodes naturelles et efficaces pour améliorer votre circulation sanguine.

POURQUOI LA CIRCULATION SANGUINE EST IMPORTANTE

La circulation sanguine joue un rôle fondamental dans le bien-être global. Un flux sanguin insuffisant peut entraîner des problèmes comme :

- **Fatigue chronique** : Les cellules ne reçoivent pas suffisamment d'oxygène.
- **Problèmes cardiaques** : Une mauvaise circulation augmente le risque d'hypertension et d'athérosclérose.
- **Troubles érectiles** : L'érection dépend directement de la capacité des vaisseaux à transporter le sang vers le pénis.
- **Pieds et mains froids** : Un signe classique d'une circulation déficiente.

LES FACTEURS QUI INFLUENCENT LA CIRCULATION SANGUINE

1. Alimentation

Une alimentation riche en aliments transformés, gras saturés et sucres peut obstruer les artères et réduire la circulation.

2. Activité physique

Le manque d'exercice affaiblit les muscles cardiaques et ralentit le flux sanguin.

3. Habitudes de vie

Le tabagisme, une consommation excessive d'alcool et un mode de vie sédentaire compromettent la santé cardiovasculaire.

4. Hydratation

Un apport insuffisant en eau épaissit le sang, rendant plus difficile son transport.

5. Stress

Le stress chronique resserre les vaisseaux sanguins, réduisant ainsi la circulation.

MÉTHODES NATURELLES POUR AMÉLIORER LA CIRCULATION SANGUINE

1. Alimentation pour une meilleure circulation

a. Les aliments riches en nitrates

Les nitrates naturels, présents dans les betteraves et les épinards, se transforment en oxyde nitrique, une molécule qui détend et dilate les vaisseaux sanguins.

- **Betteraves** : Consommez du jus de betterave pour booster votre flux sanguin.
- **Légumes à feuilles vertes** : Les épinards et le chou kale sont également riches en nitrates.

b. Les aliments antioxydants

Les antioxydants protègent les vaisseaux sanguins des dommages oxydatifs.

- **Fruits rouges** : Myrtilles, fraises et framboises sont riches en flavonoïdes.
- **Chocolat noir** : Privilégiez un chocolat contenant au moins 70 % de cacao.

c. Les acides gras oméga-3

Les oméga-3 améliorent la fluidité du sang et réduisent l'inflammation.

- **Sources** : Saumon, maquereau, graines de lin et noix.

d. L'ail

L'ail contient de l'allicine, un composé qui aide à détendre les vaisseaux sanguins.

- **Astuce** : Consommez de l'ail cru ou ajoutez-le à vos plats.

2. Activités physiques pour stimuler la circulation

a. Exercice cardiovasculaire

Les exercices comme la course, la natation et le cyclisme augmentent le rythme cardiaque et améliorent le flux sanguin.

- **Fréquence** : 150 minutes d'activité modérée ou 75 minutes d'activité intense par semaine.

b. Entraînement fractionné de haute intensité (HIIT)

Le HIIT alterne des périodes d'effort intense et de récupération active, stimulant ainsi le système cardiovasculaire.

c. Yoga et stretching

Ces activités améliorent la circulation en augmentant la souplesse et en réduisant les tensions musculaires.

3. Hydratation

Un corps bien hydraté maintient un sang fluide, facilitant son transport.

- **Astuce** : Buvez au moins 1,5 à 2 litres d'eau par jour, davantage en cas d'activité physique.

4. Techniques de relaxation

a. Méditation et respiration profonde

Ces pratiques réduisent le stress et décontractent les vaisseaux sanguins.

b. Massages

Les massages stimulent la circulation et détendent les muscles.

5. Suppléments pour soutenir la circulation

a. L-arginine et L-citrulline

Ces acides aminés augmentent la production d'oxyde nitrique, favorisant la dilatation des vaisseaux.

b. Ginkgo biloba

Améliore le flux sanguin et réduit les troubles circulatoires.

c. Vitamine E

Protège les vaisseaux sanguins et améliore la santé cellulaire.

HABITUDES À ÉVITER POUR UNE MEILLEURE CIRCULATION

1. **Tabagisme** : La nicotine resserre les vaisseaux sanguins.
2. **Excès de sel** : Une consommation excessive peut augmenter la pression artérielle.
3. **Sédentarité** : Le manque de mouvement ralentit la circulation.

QUAND CONSULTER UN PROFESSIONNEL ?

Si vous ressentez des symptômes de mauvaise circulation comme des engourdissements, des douleurs persistantes ou des érections insuffisantes, consultez un médecin pour exclure des problèmes sous-jacents.

CONCLUSION

Améliorer votre circulation sanguine est un investissement pour votre santé globale et sexuelle. En adoptant une alimentation saine, en pratiquant une activité physique régulière et en intégrant des habitudes de vie positives, vous pouvez optimiser votre vascularisation. Ces changements, combinés à une bonne hydratation et à des techniques de relaxation, vous aideront à maintenir une circulation sanguine optimale pour une vie plus énergique et épanouie.

17. Exercices avancés pour le plancher pelvien

Le plancher pelvien joue un rôle crucial dans le soutien des organes pelviens et dans la performance sexuelle. Bien que les exercices de base comme les Kegels soient utiles, des techniques avancées permettent d'optimiser le renforcement des muscles clés pour améliorer le contrôle musculaire, la circulation sanguine et les érections. Ce guide détaillé présente des exercices avancés pour cibler ces muscles essentiels.

POURQUOI RENFORCER LE PLANCHER PELVIEN ?

Un plancher pelvien fort offre de nombreux avantages, notamment :

1. **Amélioration des érections** : Des muscles toniques aident à maintenir le flux sanguin vers le pénis.
2. **Contrôle accru** : Un renforcement musculaire réduit les risques d'éjaculation précoce.
3. **Soutien des organes pelviens** : Prévient des problèmes comme les prolapsus.
4. **Augmentation de la sensibilité** : Une meilleure conscience musculaire améliore les sensations pendant les rapports.

IDENTIFIER LES MUSCLES DU PLANCHER PELVIEN

Avant de commencer des exercices avancés, il est crucial d'identifier les muscles que vous allez cibler. Pour cela :

- **Pendant la miction** : Essayez d'arrêter le flux d'urine. Les muscles utilisés sont ceux du plancher pelvien.
- **Contraction rectale** : Contractez les muscles comme si vous reteniez un gaz.

Ces exercices ne doivent pas être effectués pendant la miction de manière régulière, car cela peut perturber le fonctionnement normal de la vessie.

EXERCICES AVANCÉS POUR LE PLANCHER PELVIEN

1. Contractions rapides ("Quick Flicks")

Les contractions rapides développent la réactivité des muscles pelviens, améliorant leur capacité à réagir rapidement.

- **Comment faire** :
  - Contractez les muscles du plancher pelvien aussi rapidement que possible.
  - Relâchez immédiatement.
  - Répétez 10 fois par série.
- **Fréquence** : 3 séries par jour.

2. Contractions longues

Cet exercice renforce l'endurance des muscles pelviens pour soutenir les érections sur une durée prolongée.

- **Comment faire** :
  - Contractez les muscles pelviens et maintenez la contraction pendant 10 à 15 secondes.
  - Relâchez pendant 10 secondes.
  - Répétez 8 à 10 fois.
- **Fréquence** : 2 séries par jour.

3. Pont pelvien (Bridge)

Cet exercice combine le renforcement du plancher pelvien et des muscles fessiers, améliorant la stabilité globale.

- **Comment faire** :
  - Allongez-vous sur le dos, les genoux pliés et les pieds écartés à la largeur des hanches.
  - Contractez vos muscles pelviens et soulevez lentement les hanches vers le haut.
  - Maintenez la position pendant 5 secondes avant de redescendre.
  - Répétez 10 à 15 fois.
- **Fréquence** : 3 séries par jour.

4. Squats profonds

Les squats profonds renforcent les muscles du plancher pelvien tout en améliorant la circulation dans la région pelvienne.

- **Comment faire** :
  - Placez vos pieds à la largeur des épaules.
  - Abaissez-vous lentement en position de squat profond, en gardant le dos droit.
  - Contractez les muscles pelviens à la position la plus basse, puis revenez à la position initiale.
  - Répétez 10 à 15 fois.
- **Fréquence** : 2 séries par jour.

5. Exercices avec ballon de fitness

L'utilisation d'un ballon de fitness permet d'isoler et de renforcer les muscles du plancher pelvien.

- **Comment faire** :
  - Asseyez-vous sur un ballon de fitness, les pieds bien ancrés au sol.
  - Contractez les muscles pelviens tout en maintenant l'équilibre.
  - Tenez la contraction pendant 5 à 10 secondes, puis relâchez.
  - Répétez 10 fois.
- **Fréquence** : 3 séries par jour.

6. Lever de jambes élevées

Cet exercice cible à la fois les muscles abdominaux et le plancher pelvien, améliorant la coordination musculaire.

- **Comment faire** :
    - Allongez-vous sur le dos, les jambes tendues.
    - Soulevez lentement une jambe tout en contractant les muscles du plancher pelvien.
    - Abaissez la jambe sans toucher le sol, puis alternez avec l'autre jambe.
    - Répétez 10 fois de chaque côté.
- **Fréquence** : 2 séries par jour.

7. Marche de l'ours (Bear Walk)

Cet exercice dynamique engage le plancher pelvien tout en renforçant les muscles centraux.

- **Comment faire** :
    - Mettez-vous à quatre pattes, les genoux légèrement élevés du sol.
    - Contractez les muscles pelviens et avancez lentement en utilisant les mains et les pieds.
    - Faites 10 à 15 pas.
- **Fréquence** : 3 séries par jour.

CONSEILS POUR MAXIMISER L'EFFICACITÉ DES EXERCICES

1. **Respiration correcte** : Ne retenez pas votre souffle pendant les exercices. Inspirez pendant la relaxation et expirez pendant la contraction.
2. **Progression graduelle** : Augmentez progressivement la durée et l'intensité des exercices.
3. **Posture et alignement** : Maintenez une posture correcte pour éviter les blessures.
4. **Régularité** : Pratiquez ces exercices quotidiennement pour obtenir des résultats optimaux.

QUAND CONSULTER UN PROFESSIONNEL

Si vous ressentez des douleurs ou des inconforts pendant les exercices, consultez un kinésithérapeute ou un spécialiste du plancher pelvien. Ils peuvent évaluer vos besoins et vous proposer un programme adapté.

CONCLUSION

Les exercices avancés pour le plancher pelvien offrent une approche complète pour renforcer ces muscles essentiels. En intégrant ces techniques à votre routine quotidienne, vous pouvez améliorer votre santé sexuelle, votre contrôle musculaire et votre bien-être global. Avec de la patience et de la persévérance, vous récolterez les bénéfices de ces efforts ciblés.

18. L'importance des routines et de la discipline

Une vie structurée repose sur des habitudes bien établies. Que ce soit pour améliorer votre santé, atteindre des objectifs personnels ou professionnels, ou renforcer votre santé sexuelle, la discipline et des routines cohérentes sont essentielles. Dans cet article, nous explorons pourquoi la discipline et les routines quotidiennes jouent un rôle déterminant et comment les construire pour maximiser vos résultats.

POURQUOI LES ROUTINES SONT-ELLES IMPORTANTES ?

1. Structurer votre journée

Une routine fixe offre une structure prévisible, réduisant le stress associé à la prise de décisions. En suivant des habitudes bien établies, vous éliminez l'incertitude et vous gagnez du temps pour vous concentrer sur des activités prioritaires.

2. Favoriser la discipline

La discipline est la clé pour transformer vos objectifs en réalité. Les routines quotidiennes renforcent la discipline en créant des habitudes automatiques qui nécessitent moins de motivation et de volonté.

3. Maximiser l'efficacité

Des routines bien conçues augmentent votre productivité en réduisant la perte de temps et d'énergie. Vous savez exactement quoi faire et quand le faire, ce qui limite les distractions.

4. Renforcer la santé mentale et physique

Des habitudes régulières, comme une alimentation saine, l'exercice, et le sommeil, soutiennent votre bien-être global. Une structure cohérente contribue à réduire le stress, améliorer l'humeur et renforcer la confiance en soi.

LES ÉLÉMENTS CLÉS D'UNE ROUTINE EFFICACE

1. Définir vos priorités

Avant de construire une routine, déterminez vos objectifs principaux. Par exemple, souhaitez-vous :

- Améliorer votre santé physique ?
- Gérer votre stress ?
- Accroître votre productivité professionnelle ?

Lister vos priorités vous aide à structurer votre routine en conséquence.

2. Inclure des piliers essentiels

Une routine bien conçue doit inclure :

- **Exercice physique** : Favorise la santé cardiovasculaire, la force musculaire et la réduction du stress.
- **Alimentation équilibrée** : Fournit l'énergie nécessaire pour les activités quotidiennes.
- **Gestion du stress** : Par le biais de la méditation, du yoga ou d'autres techniques de relaxation.
- **Sommeil régulier** : Essentiel pour la récupération et la santé globale.

3. Décomposer les tâches en étapes simples

Plutôt que de viser des objectifs ambitieux et vagues,

décomposez-les en petites actions concrètes. Par exemple :

- Objectif : Améliorer votre condition physique.
- Actions : Faire 15 minutes de marche quotidienne, suivies de 10 squats et d'étirements.

4. Planifier vos activités

Utilisez un agenda ou une application pour définir des plages horaires pour chaque activité. La planification garantit que vos priorités trouvent une place dans votre journée.

STRATÉGIES POUR MAINTENIR LA DISCIPLINE

1. Commencer petit

Ne surchargez pas votre routine dès le début. Adoptez une ou deux nouvelles habitudes à la fois. Une fois qu'elles sont bien ancrées, ajoutez-en d'autres.

2. Éviter la perfection

La discipline ne signifie pas être parfait. Il est normal de manquer une session ou de ne pas suivre votre routine à la lettre. L'essentiel est de revenir rapidement sur le bon chemin.

3. Évaluer et ajuster

Régulièrement, évaluez l'efficacité de votre routine. Si une activité ne fonctionne pas ou ne correspond plus à vos objectifs, ajustez-la.

4. Utiliser des rappels

Placez des rappels visuels ou utilisez des alarmes pour vous souvenir de vos activités programmées.

5. Suivre vos progrès

Tenez un journal ou utilisez une application pour suivre vos progrès. Cela vous aide à rester motivé et à reconnaître vos accomplissements.

EXEMPLE DE ROUTINE QUOTIDIENNE

Matin

1. Réveil à heure fixe.
2. 10 minutes de méditation ou de respiration profonde.
3. Petit-déjeuner équilibré (protéines, fibres et bons gras).
4. 15 minutes d'exercice physique (marche rapide, yoga ou cardio).

Après-midi

1. Pause déjeuner saine et hydratation.
2. 5 minutes d'étirements pour relâcher les tensions.
3. Focus sur les priorités professionnelles ou personnelles.

Soir

1. Dîner léger, riche en nutriments.
2. Activité relaxante (lecture, bain chaud ou marche douce).
3. Planification du lendemain.
4. Heure de coucher régulière pour un sommeil de qualité.

LES OBSTACLES COURANTS ET COMMENT LES SURMONTER

1. Manque de motivation

- **Solution** : Rappelez-vous vos objectifs à long terme et les bienfaits de vos habitudes.

2. Procrastination

- **Solution** : Commencez par une petite action, même insignifiante. Souvent, cela suffit à enclencher une dynamique positive.

3. Distractions

- **Solution** : Créez un environnement propice à la concentration en éliminant les distractions (téléphone, réseaux sociaux, etc.).

QUAND DEMANDER DE L'AIDE

Si vous avez du mal à établir ou à maintenir une routine, envisagez de consulter un coach, un mentor ou un professionnel de santé. Ils peuvent vous fournir des conseils personnalisés et un soutien précieux.

CONCLUSION

Les routines et la discipline sont des outils puissants pour atteindre vos objectifs et maximiser vos résultats. En créant un cadre quotidien structurant, vous pouvez transformer votre vie, une habitude à la fois. Commencez petit, restez cohérent et n'hésitez pas à ajuster votre approche au fil du temps. Avec de la persévérance, les résultats suivront.

PARTIE 5 : RÉSOUDRE LES PROBLÈMES RELATIONNELS

19. **Gérer les attentes de votre partenaire**

Dans une relation, les attentes mutuelles peuvent devenir un facteur de stress, surtout lorsqu'il s'agit d'aspects intimes ou émotionnels. Lorsque les attentes ne sont pas alignées, cela peut créer des incompréhensions, de la frustration et une pression inutile. Apprendre à gérer les attentes de votre partenaire, tout en communiquant clairement les vôtres, est essentiel pour construire une relation harmonieuse et épanouie. Voici comment y parvenir de manière constructive.

POURQUOI LES ATTENTES CRÉENT-ELLES DE LA PRESSION ?

1. Différences de perspectives

Chaque individu arrive dans une relation avec ses propres expériences, valeurs et croyances. Ces différences influencent les attentes que chacun porte vis-à-vis de son partenaire.

2. Pression sociétale

Les normes culturelles et sociales peuvent ajouter des attentes supplémentaires, comme la performance sexuelle, les rôles genrés ou la manière de gérer les conflits.

3. Manque de communication

Lorsque les attentes ne sont pas exprimées clairement, elles peuvent être mal comprises ou totalement ignorées.

L'IMPORTANCE DE L'ALIGNEMENT DES ATTENTES

Un alignement des attentes entre partenaires permet de :

1. **Renforcer la compréhension mutuelle** : Vous savez ce que votre partenaire attend de vous, et vice versa.
2. **Réduire les malentendus** : Les attentes clarifiées éliminent les suppositions erronées.
3. **Créer un environnement de soutien** : Les deux partenaires travaillent ensemble pour atteindre des objectifs communs.

COMMENT GÉRER LES ATTENTES DE MANIÈRE CONSTRUCTIVE

1. Identifier vos propres attentes

Avant de discuter avec votre partenaire, prenez le temps de réfléchir à vos propres attentes. Posez-vous les questions suivantes :

- Qu'attendez-vous de votre relation ?
- Quelles sont vos priorités en termes d'intimité, de soutien émotionnel ou de projets de vie ?
- Vos attentes sont-elles réalistes ?

Cette introspection vous aidera à être clair lorsque vous aborderez ces sujets avec votre partenaire.

2. Favoriser une communication ouverte et honnête

a. Choisir le bon moment

Abordez ces discussions lors d'un moment calme et détendu, où vous avez tous les deux le temps de parler sans interruption.

b. Utiliser un langage bienveillant

- **Évitez** : « Tu ne fais jamais ceci... »
- **Préférez** : « J'aimerais que nous parlions de ce que nous attendons l'un de l'autre. »

c. Pratiquer l'écoute active

- Montrez à votre partenaire que vous êtes attentif : reformulez ses propos pour vous assurer que vous avez bien compris.
- Posez des questions ouvertes pour approfondir votre compréhension.

3. Clarifier les attentes mutuelles

Une fois que vous avez exprimé vos attentes, demandez à votre partenaire de partager les siennes. Essayez d'identifier les domaines où vos attentes s'alignent et ceux où elles divergent.

Exemple de question

« Quelles sont les choses qui te rendent heureux(se) dans notre relation, et y a-t-il des aspects que tu aimerais voir évoluer ? »

4. Négocier et ajuster les attentes

Lorsque vos attentes diffèrent, cherchez des compromis qui conviennent aux deux partenaires. Cela peut impliquer :

- De revoir certaines attentes à la baisse pour qu'elles soient plus réalistes.
- D'établir des limites claires sur ce qui est faisable.
- De planifier des actions concrètes pour répondre aux attentes communes.

Exemple

Si l'un des partenaires souhaite passer plus de temps ensemble, mais que l'autre a des responsabilités professionnelles importantes, vous pourriez convenir de dédier une soirée par semaine à des activités communes.

5. Gérer les attentes en matière d'intimité

Les attentes concernant l'intimité physique sont souvent une source de pression. Pour les gérer :

- **Concentrez-vous sur le plaisir mutuel** : Laissez de côté les attentes de performance et explorez d'autres formes d'intimité.

- **Créez un environnement sans jugement** : Assurez-vous que votre partenaire se sente en sécurité pour exprimer ses besoins.
- **Communiquez sur vos limites** : Soyez clair sur ce avec quoi vous êtes à l'aise.

6. Revoir les attentes régulièrement

Les attentes évoluent au fil du temps, en fonction des circonstances personnelles et relationnelles. Programmez des discussions régulières pour vérifier si vos attentes restent alignées.

Exemple de question pour une révision régulière

« Est-ce qu'il y a quelque chose dans notre relation que tu aimerais changer ou améliorer ? »

LES OBSTACLES COURANTS ET COMMENT LES SURMONTER

1. Peur du conflit

Certaines personnes évitent les discussions sur les attentes par crainte de conflits. Cependant, une communication ouverte est essentielle pour prévenir les tensions futures.

- **Solution** : Abordez le sujet avec empathie et dans un esprit de collaboration.

2. Manque de clarté

Parfois, les attentes sont floues ou implicites, ce qui peut créer des malentendus.

- **Solution** : Soyez explicite sur ce que vous attendez et invitez votre partenaire à faire de même.

3. Pression externe

Les attentes peuvent être influencées par des amis, la famille ou la société.

- **Solution** : Concentrez-vous sur ce qui fonctionne pour vous et votre partenaire, plutôt que sur ce que les autres pensent.

L'IMPORTANCE DE LA PATIENCE ET DE LA COMPRÉHENSION

Gérer les attentes est un processus continu qui nécessite de la patience et de l'empathie. Il est normal que des ajustements soient nécessaires au fil du temps. En restant ouverts et bienveillants, vous pouvez surmonter les différences et renforcer votre relation.

QUAND DEMANDER DE L'AIDE EXTÉRIEURE

Si vous avez du mal à gérer vos attentes ou si les discussions mènent régulièrement à des conflits, envisagez de consulter un conseiller ou un thérapeute de couple. Un professionnel peut vous aider à naviguer dans ces discussions et à trouver des solutions adaptées.

CONCLUSION

Aligner les attentes dans une relation est essentiel pour réduire la pression et cultiver une connexion épanouie. En adoptant une communication ouverte, en clarifiant vos besoins et en faisant preuve de flexibilité, vous pouvez construire une relation basée sur la compréhension mutuelle et le respect. Prenez le temps de vérifier régulièrement vos attentes respectives pour maintenir une harmonie durable.

20. **Explorer votre sexualité autrement**

Dans une société où la performance sexuelle est souvent mise en avant, il est facile de perdre de vue ce qui rend l'intimité authentique et réalisante. Plutôt que de se focaliser sur des attentes de résultat, explorer sa sexualité autrement permet de développer une connexion profonde, un plaisir sincère et une intimité qui transcendent la simple performance physique. Cet article propose des pistes pour redécouvrir votre sexualité, renforcer votre relation et vivre des expériences enrichissantes.

POURQUOI ALLER AU-DELÀ DE LA PERFORMANCE ?

1. La pression de performance peut être nuisible

Se concentrer uniquement sur la performance peut créer du stress, des frustrations et un sentiment d'échec. Cela empêche de profiter pleinement du moment présent.

2. L'intimité va au-delà du physique

La sexualité est un langage complexe qui inclut des éléments émotionnels, mentaux et spirituels. L'exploration de ces dimensions enrichit l'expérience.

3. Renforcer la connexion émotionnelle

Déplacer l'attention de la performance vers le plaisir mutuel renforce la complicité et la compréhension dans une relation.

COMMENT REDÉFINIR VOTRE SEXUALITÉ

1. Développer une connexion émotionnelle

a. La communication ouverte

Une communication honnête avec votre partenaire est essentielle pour exprimer vos besoins, vos peurs et vos désirs.

- **Exemple** : Parlez de ce que vous aimez et de ce qui vous rend nerveux(se) dans des moments d'intimité.
- **Astuce** : Posez des questions ouvertes comme « Qu'est-ce qui te fait te sentir proche de moi ? »

b. Pratiquer l'empathie

Essayez de comprendre le point de vue et les besoins de votre partenaire sans jugement.

2. Explorer des formes d'intimité non sexuelles

Parfois, le fait de mettre la sexualité traditionnelle de côté pendant un moment permet de redécouvrir d'autres manières d'être proche.

- **Idées** :
  - Massages mutuels.
  - Bain partagé avec des bougies et une musique douce.
  - Discussions profondes sur vos rêves et vos aspirations.

3. Pratiquer la pleine conscience dans l'intimité

a. Être présent dans le moment

La pleine conscience (« mindfulness ») implique de se concentrer sur les sensations du moment présent sans distraction.

- **Comment faire** :
    - Concentrez-vous sur les sensations tactiles, les sons, et les odeurs pendant l'intimité.
    - Ralentissez le rythme pour savourer chaque moment.

b. La méditation sensuelle

- Asseyez-vous face à votre partenaire et tenez-vous les mains.
- Regardez-vous dans les yeux sans parler pendant quelques minutes.
- Respirez en synchronisation.

4. Redécouvrir le toucher

a. Varier les types de toucher

Explorez différentes formes de contact physique, comme les caresses légères, les pressions fermes ou les massages.

b. Prendre le temps

Ne soyez pas pressé de passer à des actes sexuels traditionnels. Créez une expérience où chaque geste a de l'importance.

5. Utiliser la créativité dans votre sexualité

a. Expérimenter de nouvelles activités

- Essayez des jeux de rôle ou des scénarios fantaisistes.
- Explorez des environnements différents (par exemple, une nuit à l'hôtel pour changer de cadre).

b. Lire et apprendre ensemble

Lisez des livres ou des guides sur la sexualité pour inspirer de nouvelles idées.

6. Focus sur le plaisir mutuel

a. Laisser tomber les attentes

Ne fixez pas de résultats précis comme un objectif. Concentrez-vous sur l'exploration et le plaisir mutuel.

b. Donner et recevoir

Adoptez une approche où le plaisir de votre partenaire est aussi important que le vôtre. Apprenez à recevoir sans culpabilité.

7. Développer votre propre sensualité

a. Explorer votre corps

Prenez le temps de découvrir ce qui vous procure du plaisir en solo. Cela peut renforcer la confiance en vous et enrichir vos moments partagés.

b. Adopter des pratiques de bien-être

- Faites de l'exercice régulièrement pour améliorer la conscience corporelle.
- Essayez le yoga pour renforcer la connexion entre votre esprit et votre corps.

LES OBSTACLES COURANTS ET COMMENT LES SURMONTER

1. Peur de l'échec ou du rejet

- **Solution** : Parlez ouvertement de vos peurs avec votre partenaire. La compréhension mutuelle réduit ces angoisses.

2. Habitudes enracinées

- **Solution** : Soyez patient avec vous-même et votre partenaire. Changer les habitudes prend du temps.

3. Pression sociétale

- **Solution** : Rappelez-vous que chaque couple est unique. Concentrez-vous sur ce qui fonctionne pour vous.

QUAND DEMANDER DE L'AIDE EXTÉRIEURE

Si vous avez du mal à redéfinir votre sexualité seul(e), un sexologue ou un thérapeute de couple peut vous guider dans cette exploration.

CONCLUSION

Explorer votre sexualité autrement est une opportunité de réinventer l'intimité et de développer un plaisir débarrassé de la pression de performance. En mettant l'accent sur la communication, la pleine conscience et la créativité, vous pouvez transformer votre expérience sexuelle en une source d'épanouissement personnel et relationnel. Prenez le temps d'explorer, d'apprendre et de savourer chaque moment partagé.

21. Reconstruire la confiance après un échec

Les échecs sexuels, comme une panne érectile ou une anxiété de performance, peuvent laisser une empreinte durable sur la confiance en soi. Pourtant, il est possible de rebâtir cette confiance et d'apprendre à aborder l'intimité avec sérénité. Cet article explore des stratégies concrètes pour surmonter la peur de futures pannes et reprendre le contrôle de votre vie sexuelle.

POURQUOI LES ÉCHECS AFFECTENT-ILS AUTANT LA CONFIANCE ?

1. L'impact émotionnel

Les échecs sexuels sont souvent perçus comme une atteinte à la virilité ou à la valeur personnelle. Cela peut entraîner :

- Une baisse d'estime de soi.
- Une peur de décevoir son partenaire.
- Une appréhension croissante lors des futurs rapports.

2. Le cercle vicieux de l'anxiété

Un échec peut créer une anticipation anxieuse d'un nouvel échec, ce qui augmente le risque de le reproduire. Ce cercle vicieux peut devenir paralysant si on ne le brise pas.

3. Les pressions sociétales

Les normes culturelles qui valorisent la performance sexuelle accentuent la pression, rendant l'échec encore plus difficile à accepter.

LES ÉTAPES POUR RECONSTRUIRE LA CONFIANCE

1. Accepter l'échec comme une expérience humaine

Personne n'est à l'abri des pannes sexuelles. Les accepter comme une partie normale de la vie peut être libérateur.

- **Changez de perspective** : Voyez l'échec comme une opportunité d'apprendre et de grandir.
- **Réfléchissez aux causes possibles** : Stress, fatigue, médicaments ou problèmes relationnels peuvent y contribuer.

Exercice : Journal de réflexion

- Notez ce que vous ressentez après un échec.
- Identifiez les éléments extérieurs qui ont pu jouer un rôle.
- Créez une liste de leçons positives que vous pouvez tirer de l'expérience.

2. Parler ouvertement avec votre partenaire

Une communication honnête peut transformer une situation difficile en une opportunité de renforcement du lien.

- **Exprimez vos peurs** : Partagez vos inquiétudes sans honte.
- **Rassurez votre partenaire** : Expliquez que l'échec ne reflète pas un manque d'attirance ou d'amour.
- **Invitez au soutien mutuel** : Discutez de moyens d'aborder ensemble la situation.

Exemple

« J'ai ressenti beaucoup de stress récemment, et je pense que cela a joué sur ma performance. J'aimerais que nous en parlions pour que je me sente plus à l'aise. »

3. Se concentrer sur l'intimité émotionnelle

Développer une connexion émotionnelle solide peut aider à réduire la pression de performance.

- **Créez des moments non sexuels** : Partagez des activités plaisantes comme cuisiner ensemble ou regarder un film.
- **Renforcez la complicité** : Montrez de l'affection physique sans pression (câlins, caresses, massages).

4. Adopter des techniques de relaxation

Le stress est un facteur majeur des pannes sexuelles. Réduire le stress peut donc grandement améliorer la confiance.

- **Pratiquez la respiration profonde** : Inspire par le nez pendant 4 secondes, retenez 7 secondes, et expirez lentement par la bouche pendant 8 secondes.
- **Essayez la méditation pleine conscience** : Concentrez-vous sur le moment présent pour calmer votre esprit.
- **Intégrez le yoga ou le tai-chi** : Ces pratiques réduisent le stress tout en renforçant le corps.

5. Réévaluer votre style de vie

Un mode de vie sain peut avoir un impact positif sur votre santé sexuelle.

- **Alimentation** : Privilégiez les aliments riches en antioxydants, en acides gras oméga-3 et en zinc pour soutenir la circulation et la production hormonale.
- **Exercice** : Intégrez des activités physiques qui améliorent la circulation sanguine.
- **Sommeil** : Un repos de qualité réduit le stress et rétablit l'équilibre hormonal.

6. Fixer des objectifs progressifs

Ne vous attendez pas à une transformation instantanée. Fixez-vous des objectifs réalisables pour regagner la confiance.

- **Commencez par de petites victoires** : Par exemple, concentrez-vous sur des gestes d'intimité sans but sexuel.
- **Célébrez vos progrès** : Reconnaissez chaque pas positif, aussi petit soit-il.

7. Explorer des alternatives à la performance traditionnelle

Redéfinir l'intimité au-delà de la performance sexuelle peut être une source de libération.

- **Expérimentez des formes d'intimité différentes** : Les massages, les caresses et la méditation sensuelle peuvent renforcer le lien sans la pression d'une érection.
- **Découvrez vos propres désirs** : Prenez le temps d'explorer ce qui vous procure du plaisir, seul(e) ou avec votre partenaire.

8. Consulter un professionnel si nécessaire

Parfois, l'aide d'un expert est essentielle pour surmonter les blocages.

- **Sexologues** : Ils peuvent offrir des stratégies adaptées à votre situation.
- **Thérapeutes** : Pour aborder les problèmes d'anxiété ou de confiance en soi.
- **Médecins** : Pour vérifier si des facteurs médicaux (hormonaux ou cardiovasculaires) contribuent aux échecs.

QUAND DEMANDER DE L'AIDE ?

- Si la peur de l'échec persiste et affecte votre relation.
- Si vous évitez les rapports sexuels par crainte d'échec.
- Si vous ressentez des symptômes physiques comme une fatigue constante ou des douleurs.

CONCLUSION

Reconstruire la confiance après un échec sexuel n'est pas une tâche insurmontable. Avec une combinaison de communication, de relaxation, et de changement de style de vie, il est possible de surmonter la peur des pannes futures et de retrouver une vie sexuelle épanouie. Prenez le temps d'appliquer ces stratégies et n'hésitez pas à demander de l'aide si nécessaire. Chaque étape vers la reconstruction est une victoire qui vous rapproche d'une intimité plus sereine et d'un plaisir renouvelé.

PARTIE 6 : LES CAUSES MÉDICALES ET SOLUTIONS ASSOCIÉES

22. Quand consulter un professionnel ?

Il est normal de rencontrer des problèmes occasionnels dans sa vie sexuelle, mais certains signaux d'alerte indiquent qu'il est temps de consulter un professionnel. Identifier ces signaux et agir rapidement peut prévenir des problèmes de santé plus graves et vous aider à retrouver une vie sexuelle épanouie. Voici les situations où une intervention médicale est recommandée.

LES SIGNAUX PHYSIQUES À SURVEILLER

1. Dysfonction érectile persistante

Si vous rencontrez des difficultés à obtenir ou à maintenir une érection pendant plus de trois mois consécutifs, il est crucial de consulter.

- **Pourquoi c'est important ?**
  - La dysfonction érectile peut être le symptôme d'une maladie sous-jacente comme le diabète, une maladie cardiovasculaire ou un déséquilibre hormonal.
- **Professionnels à consulter** :
  - Un médecin généraliste pour une évaluation initiale.
  - Un urologue pour des examens spécifiques.
  - Un endocrinologue si des problèmes hormonaux sont suspectés.

2. Douleur pendant les rapports sexuels

Une douleur récurrente ou aiguë lors des rapports est un signal d'alerte.

- **Causes possibles** :
  - Infections sexuellement transmissibles (IST).
  - Problèmes anatomiques comme une courbure péréenne excessive (maladie de La Peyronie).
  - Inflammations ou blessures locales.

- **Actions à prendre** : Consultez un médecin pour diagnostiquer et traiter la cause sous-jacente.

3. Changements physiques anormaux

Soyez attentif à tout changement dans l'apparence ou le fonctionnement de vos organes génitaux.

- **Signes à surveiller** :
  - Gonflements, rougeurs ou éruptions cutanées.
  - Saignements inhabituels.
  - Diminution significative de la taille du pénis ou des testicules.
- **Professionnels à consulter** :
  - Un dermatologue pour les problèmes cutanés.
  - Un urologue pour des changements structurels.

4. Fatigue constante ou baisse significative de l'énergie

Une fatigue persistante peut indiquer un problème de santé global affectant votre vie sexuelle.

- **Causes possibles** :
  - Anémie ou carences nutritionnelles.
  - Troubles du sommeil comme l'apnée.
  - Dépression ou autres troubles mentaux.
- **Actions à prendre** : Faites un bilan complet chez votre médecin généraliste.

LES SIGNAUX ÉMOTIONNELS ET PSYCHOLOGIQUES

1. Anxiété de performance paralysante

L'anxiété occasionnelle est normale, mais si elle devient récurrente et affecte votre capacité à profiter des moments d'intimité, il est temps de demander de l'aide.

- **Signes à surveiller** :
  - Crainte excessive avant chaque rapport.
  - Évitement des moments d'intimité.
  - Pensées obsessives sur vos performances.
- **Professionnels à consulter** :
  - Un psychologue ou un sexologue pour des stratégies de gestion de l'anxiété.

2. Perte d'intérêt pour la sexualité

Une baisse prolongée de libido peut résulter de divers facteurs, tant physiques que psychologiques.

- **Causes possibles** :
  - Dépression ou stress chronique.
  - Effets secondaires de certains médicaments.
  - Troubles hormonaux, comme une baisse de testostérone.
- **Actions à prendre** : Consultez un professionnel pour identifier la cause et envisager des solutions.

3. Problèmes relationnels graves

Les conflits récurrents ou un manque de communication avec votre partenaire peuvent amplifier vos problèmes sexuels.

- **Solutions possibles** :
  - Une thérapie de couple pour régler les conflits.
  - Des séances individuelles avec un conseiller en relations.

QUAND LES PROBLÈMES NÉCESSITENT UNE INTERVENTION URGENTE

1. Priapisme

Une érection prolongée et douloureuse de plus de quatre heures est une urgence médicale.

- **Pourquoi c'est grave ?** : Cela peut endommager les tissus péniens de manière permanente.
- **Que faire ?** : Rendez-vous immédiatement aux urgences.

2. Douleurs soudaines dans les testicules

Une douleur aiguë et soudaine dans les testicules peut indiquer une torsion testiculaire, qui nécessite une intervention immédiate.

3. Symptômes d'infections graves

- Fièvre accompagnée de douleurs ou d'écoulements inhabituels.
- Gonflements importants dans la région pelvienne.

Consultez rapidement un médecin.

COMMENT PRÉPARER VOTRE CONSULTATION

Pour maximiser l'efficacité de votre rendez-vous, préparez-vous en avance :

1. **Notez vos symptômes** : Fréquence, durée, facteurs déclencheurs.
2. **Listez vos médicaments** : Incluez tout, des prescriptions aux suppléments.
3. **Préparez vos questions** : Posez des questions sur les traitements possibles, les examens à effectuer, et les changements de style de vie recommandés.

CONCLUSION

Savoir quand consulter un professionnel est essentiel pour maintenir une bonne santé sexuelle et globale. En reconnaissant les signaux d'alerte et en agissant rapidement, vous pouvez éviter des complications et retrouver une vie sexuelle épanouie. N'hésitez pas à demander de l'aide, car une intervention précoce peut faire toute la différence.

23. Comprendre les traitements médicaux disponibles

Lorsque des problèmes sexuels persistent ou s'aggravent, explorer les traitements médicaux disponibles peut offrir des solutions efficaces. Les options incluent des médicaments, des thérapies et des interventions spécialisées, selon la nature du problème et ses causes sous-jacentes. Cet article examine les différentes approches pour traiter les troubles sexuels, leurs indications et leurs effets.

1. MÉDICAMENTS POUR LES TROUBLES SEXUELS

a. Inhibiteurs de la phosphodiestérase de type 5 (PDE5)

Ces médicaments sont les plus couramment prescrits pour traiter la dysfonction érectile. Ils agissent en augmentant le flux sanguin vers le pénis.

- **Exemples** :
  - Sildenafil (Viagra).
  - Tadalafil (Cialis).
  - Vardenafil (Levitra).
- **Comment ils fonctionnent** : Ces médicaments inhibent une enzyme qui décompose l'oxyde nitrique, une molécule essentielle à la relaxation des vaisseaux sanguins.
- **Effets secondaires** :
  - Maux de tête.
  - Rougeurs.
  - Troubles digestifs.
  - Rares complications comme des troubles visuels.
- **Précautions** :
  - Non recommandé pour les personnes prenant des nitrates pour des problèmes cardiaques.
  - Une consultation médicale est essentielle avant utilisation.

b. Traitements hormonaux

Des troubles hormonaux, comme une baisse de testostérone, peuvent affecter la libido et les performances sexuelles.

- **Options** :
  - Injections de testostérone.
  - Gels ou patchs transdermiques.
  - Capsules orales.
- **Indications** :
  - Confirmé par un dosage sanguin montrant un faible taux de testostérone.
- **Effets secondaires** :
  - Rétention d'eau.
  - Augmentation du risque d'hypertrophie prostatique.
  - Troubles de l'humeur.

c. Alprostadil

L'alprostadil est une molécule qui améliore la circulation sanguine en dilatant les vaisseaux.

- **Formes** :
  - Injections intra-caverneuses.
  - Suppositoires urétraux.
- **Indications** :
  - Utilisé lorsque les inhibiteurs de la PDE5 sont inefficaces.
- **Effets secondaires** :
  - Douleur au site d'injection.
  - Priapisme (rare).

d. Antidépresseurs ou anxiolytiques

Pour les problèmes sexuels liés à l'anxiété ou à la dépression, des médicaments comme les inhibiteurs sélectifs de la recapture de la sérotonine (ISRS) peuvent être prescrits.

- **Effets secondaires** :
  - Baisse de libido.
  - Retard de l'éjaculation.

- **Avantages** :
  - Amélioration de l'état mental global.

175

- **Avantages** :
  - Amélioration de l'état mental global.

2. THÉRAPIES COMPORTEMENTALES ET PSYCHOLOGIQUES

a. Thérapie cognitivo-comportementale (TCC)

Cette approche aide à identifier et à modifier les pensées et comportements négatifs qui contribuent aux problèmes sexuels.

- **Indications** :
    - Anxiété de performance.
    - Problèmes relationnels.
    - Troubles de la libido.
- **Bénéfices** :
    - Réduction de l'anxiété.
    - Amélioration de la communication avec le partenaire.

b. Thérapie de couple

Les conflits ou un manque de communication peuvent exacerber les troubles sexuels. Une thérapie de couple peut aider à restaurer la confiance et l'intimité.

- **Objectifs** :
    - Identifier les problèmes sous-jacents.
    - Favoriser des solutions communes.

c. Sexothérapie

Spécialisée dans les problèmes sexuels, la sexothérapie offre des stratégies adaptées à des troubles précis.

- **Techniques** :
    - Exercices pratiques pour améliorer le contrôle ou le plaisir.
    - Exploration des blocages émotionnels ou psychologiques.

3. DISPOSITIFS MÉCANIQUES ET CHIRURGICAUX

a. Pompes à vide (dispositifs à aspiration)

Ces dispositifs favorisent l'érection en augmentant le flux sanguin vers le pénis.

- **Comment cela fonctionne :**
  - Un cylindre est placé autour du pénis.
  - Une pompe aspire l'air, créant une pression négative qui attire le sang.
  - Un anneau est placé à la base pour maintenir l'érection.
- **Avantages :**
  - Alternative non invasive.
  - Efficace même en cas de troubles physiques graves.

b. Chirurgie de prothèse pénienne

Pour les cas sévères de dysfonction érectile, une intervention chirurgicale peut être envisagée.

- **Types de prothèses :**
  - Semi-rigides.
  - Gonflables.
- **Risques :**
  - Infections.
  - Dysfonctionnement mécanique.

c. Chirurgie de correction (maladie de La Peyronie)

Pour les courbures péniennes invalidantes, une intervention chirurgicale peut redresser le pénis et rétablir une fonction normale.

4. TRAITEMENTS ÉMERGENTS ET ALTERNATIFS

a. Thérapie par ondes de choc

Cette technique utilise des ondes acoustiques pour stimuler la formation de nouveaux vaisseaux sanguins dans le pénis.

- **Avantages** :
  - Non invasif.
  - Peu d'effets secondaires.
- **Indications** :
  - Dysfonction érectile d'origine vasculaire.

b. Injections de plasma riche en plaquettes (PRP)

Le PRP, prélevé à partir de votre propre sang, est injecté pour stimuler la régénération des tissus.

- **Efficacité** : En cours d'évaluation scientifique.

c. Médecines naturelles et suppléments

Certaines plantes et suppléments comme le ginseng, le maca ou la L-arginine peuvent améliorer la circulation sanguine ou réduire le stress.

- **Précautions** : Consultez un médecin avant d'utiliser ces produits.

COMMENT CHOISIR LE BON TRAITEMENT ?

1. **Consultez un professionnel** : Une évaluation approfondie est nécessaire pour identifier la cause du trouble.
2. **Considérez les effets secondaires** : Discutez des risques et des bénéfices potentiels.
3. **Adoptez une approche combinée** : Souvent, une combinaison de thérapies médicales et comportementales offre les meilleurs résultats.

CONCLUSION

Les troubles sexuels peuvent avoir un impact significatif sur la qualité de vie, mais les traitements disponibles offrent des solutions adaptées à chaque situation. Qu'il s'agisse de médicaments, de thérapies ou d'interventions, il est essentiel de consulter un professionnel pour trouver l'approche qui vous convient le mieux. Avec un soutien approprié, il est possible de retrouver une vie sexuelle épanouie et satisfaisante.

24. Troubles hormonaux et solutions associées

Les hormones jouent un rôle central dans de nombreux aspects de la santé, y compris la santé sexuelle. Un déséquilibre hormonal peut entraîner des problèmes tels qu'une baisse de libido, des troubles de l'érection, ou une fatigue persistante. Comprendre les causes et les solutions possibles pour les troubles hormonaux est essentiel pour retrouver un équilibre et une vie sexuelle épanouie.

QU'EST-CE QU'UN TROUBLE HORMONAL ?

Un trouble hormonal survient lorsque le niveau d'une ou plusieurs hormones dévie de la normale, perturbant ainsi les fonctions corporelles. Ces déséquilibres peuvent être temporaires ou chroniques.

1. Les principales hormones impliquées dans la santé sexuelle masculine

- **Testostérone** : Hormone principale responsable du désir sexuel, de la production de sperme et de la force musculaire.
- **Oestrogènes** : Présents en petites quantités chez les hommes, mais importants pour l'équilibre global.
- **Prolactine** : En excès, elle peut réduire la libido et provoquer une dysfonction érectile.
- **Hormones thyroïdiennes** : Une hyperthyroïdite ou une hypothyroïdite peut affecter l'énergie et le désir sexuel.

2. Symptômes des troubles hormonaux

- Baisse de libido.
- Dysfonction érectile persistante.
- Fatigue constante et manque d'énergie.
- Perte de masse musculaire ou gain de poids inexpliqué.
- Troubles de l'humeur, comme la dépression ou l'irritabilité.

CAUSES DES TROUBLES HORMONAUX

1. Vieillissement

Avec l'âge, les niveaux de testostérone diminuent naturellement. Ce phénomène, appelé andropause, peut affecter la santé sexuelle et générale.

2. Facteurs environnementaux

- Exposition à des perturbateurs endocriniens (pesticides, plastiques).
- Mauvaises habitudes alimentaires.
- Manque de sommeil chronique.

3. Maladies ou troubles sous-jacents

- Syndrome de Klinefelter : Anomalie génétique affectant la production de testostérone.
- Hypogonadisme : Incapacité des testicules à produire suffisamment de testostérone.
- Tumeurs de l'hypophyse affectant la production hormonale.

DIAGNOSTIC DES TROUBLES HORMONAUX

Un diagnostic précis est crucial pour identifier et traiter correctement un trouble hormonal.

1. Analyse sanguine

- Testostérone totale et libre.
- Niveaux de prolactine, d'oestrogènes et de SHBG (globuline liant les hormones sexuelles).
- Fonction thyroïdienne (TSH, T3, T4).

2. Examens supplémentaires

- IRM de l'hypophyse pour exclure une tumeur.
- Biopsie ou échographie des testicules pour vérifier des anomalies physiques.

TRAITEMENTS POUR LES TROUBLES HORMONAUX

1. Traitements à base de testostérone

Pour les hommes souffrant d'un faible taux de testostérone, la thérapie de remplacement de la testostérone (TRT) est souvent recommandée.

a. Formes disponibles

- **Injections intramusculaires** : Administrées toutes les 2 à 4 semaines.
- **Gels ou crèmes transdermiques** : Appliqués quotidiennement.
- **Implants sous-cutanés** : Fournissent une libération prolongée de testostérone.

b. Bénéfices

- Amélioration de la libido et des érections.
- Augmentation de l'énergie et de la masse musculaire.
- Réduction des symptômes de dépression.

c. Précautions

- Surveillance régulière des niveaux hormonaux et de la santé prostatique.
- Non recommandée pour les hommes ayant des antécédents de cancer de la prostate ou de maladies cardiovasculaires graves.

2. Traitements pour les excès hormonaux

a. Hyperprolactinémie

- **Traitement** : Les agonistes de la dopamine (comme la bromocriptine ou la cabergoline) réduisent les niveaux de prolactine.
- **Bénéfices** : Amélioration de la libido et réduction des troubles érectiles.

b. Hyperthyroïdite ou hypothyroïdite

- **Traitement** :
  - Hyperthyroïdite : Médicaments antithyroïdiens ou ablation partielle de la thyroïde.
  - Hypothyroïdite : Hormones thyroïdiennes de substitution (levothyroxine).
- **Effets** : Régulation de l'énergie et du désir sexuel.

3. Modifications du mode de vie

a. Alimentation équilibrée

- Inclure des aliments riches en zinc (huîtres, graines de citrouille) et en vitamine D (poissons gras, œufs).
- Réduire la consommation d'alcool et de sucres raffinés.

b. Activité physique

- Les exercices de force augmentent naturellement la production de testostérone.
- Le cardio améliore la circulation sanguine et la santé globale.

c. Gestion du stress

- Techniques de relaxation comme la méditation ou le yoga.
- Dormir au moins 7 à 8 heures par nuit pour favoriser l'équilibre hormonal.

QUAND CONSULTER UN PROFESSIONNEL ?

Si vous présentez plusieurs des symptômes mentionnés, il est crucial de consulter un endocrinologue ou un urologue. Un diagnostic précoce et un traitement adapté peuvent prévenir des complications à long terme et améliorer significativement votre qualité de vie.

CONCLUSION

Les troubles hormonaux peuvent avoir un impact profond sur la santé sexuelle et globale, mais ils sont traitables. Avec une combinaison de traitements médicaux, de changements de mode de vie et d'un suivi médical approprié, il est possible de rétablir un équilibre hormonal et de retrouver une vie sexuelle satisfaisante et épanouie.

25. Impact des médicaments et autres substances

Les médicaments et autres substances peuvent avoir des effets significatifs sur la santé sexuelle et générale. Si certains sont essentiels pour traiter des affections sous-jacentes, leurs effets secondaires peuvent entraîner des problèmes comme la baisse de libido, la dysfonction érectile ou la fatigue. Cet article explore les impacts possibles des médicaments et substances sur la santé sexuelle, ainsi que les solutions pour y faire face.

MÉDICAMENTS COURAMMENT ASSOCIÉS À DES EFFETS SECONDAIRES SEXUELS

1. Antidépresseurs

Les inhibiteurs sélectifs de la recapture de la sérotonine (ISRS) et les tricycliques sont souvent liés à des problèmes sexuels.

- **Effets secondaires** :
  - Baisse de libido.
  - Difficulté à atteindre l'orgasme.
  - Dysfonction érectile.
- **Solutions** :
  - Discuter avec un médecin pour ajuster la dose ou changer de médicament (par ex., bupropion, qui a moins d'effets sur la libido).
  - Intégrer une thérapie comportementale pour gérer les symptômes.

2. Antihypertenseurs

Les bêta-bloquants et les diurétiques sont souvent associés à des troubles de l'érection.

- **Effets secondaires** :

- o Réduction du flux sanguin vers le pénis.
- o Fatigue et baisse d'énergie.
- **Solutions** :
  - o Opter pour des antihypertenseurs à faible impact sexuel, comme les inhibiteurs de l'enzyme de conversion (IEC) ou les bloqueurs des récepteurs de l'angiotensine II.
  - o Adopter des changements de mode de vie (régime alimentaire, exercice) pour réduire la dépendance aux médicaments.

3. Antihistaminiques

Certains médicaments contre les allergies ou le rhume peuvent temporairement réduire la libido.

- **Effets secondaires** :
  - o Sécheresse vaginale chez les femmes.
  - o Difficultés érectiles chez les hommes.
- **Solutions** :
  - o Utiliser des antihistaminiques non sédatifs.
  - o Boire beaucoup d'eau pour contrer la sécheresse.

4. Traitements hormonaux

Certains traitements, comme ceux pour le cancer de la prostate, peuvent perturber les équilibres hormonaux.

- **Effets secondaires** :
  - o Baisse de testostérone.
  - o Fatigue et perte de masse musculaire.
- **Solutions** :
  - o Consulter un endocrinologue pour évaluer les options de supplémentation hormonale.
  - o Intégrer un programme d'exercices spécifiques pour compenser les effets physiques.

5. Antipsychotiques

Ces médicaments peuvent affecter la dopamine, un

neurotransmetteur essentiel au plaisir et à la motivation.

- **Effets secondaires** :
  - Dysfonction sexuelle.
  - Manque de désir.
- **Solutions** :
  - Envisager des ajustements médicamenteux sous supervision médicale.
  - Intégrer des thérapies non médicamenteuses.

IMPACT DES SUBSTANCES RÉCRÉATIVES ET HABITUDES DE VIE

1. Alcool

L'alcool peut temporairement augmenter la dés inhibition, mais une consommation excessive perturbe la santé sexuelle.

- **Effets** :
  - Dysfonction érectile.
  - Baisse de libido.
- **Solutions** :
  - Limiter la consommation à des niveaux modérés.
  - Alterner avec de l'eau pour éviter la déshydratation.

2. Tabac

Le tabac affecte la circulation sanguine, ce qui peut réduire la capacité érectile.

- **Effets** :
  - Risque accru de dysfonction érectile.
  - Réduction de la fertilité.
- **Solutions** :
  - Programmes de sevrage tabagique (patchs, gommes, accompagnement).
  - Activité physique pour améliorer la circulation.

3. Drogues récréatives

Les stimulants, opioïdes et cannabis peuvent perturber les neurotransmetteurs responsables du plaisir.

- **Effets** :
  - Difficultés érectiles ou absence d'orgasme.
  - Baisse de testostérone à long terme.
- **Solutions** :
  - Réduction ou arrêt de la consommation.
  - Consulter un professionnel pour un accompagnement.

APPROCHES POUR MINIMISER LES IMPACTS

1. Communication avec votre médecin

- **Importance** : Informez toujours votre médecin des effets secondaires pour ajuster le traitement.
- **Stratégies** :
  - Demandez des alternatives avec moins d'effets sur la santé sexuelle.
  - Explorez des solutions non pharmacologiques.

2. Modifications du mode de vie

- Maintenir une alimentation équilibrée pour soutenir la production hormonale.
- Faire de l'exercice régulier pour améliorer la circulation et l'énergie.
- Adopter des techniques de gestion du stress comme le yoga ou la méditation.

3. Suppléments et alternatives naturelles

- **L-arginine** : Favorise la circulation sanguine.
- **Ginseng** : Soutient la libido et la performance.
- **Zinc et vitamine D** : Essentiels pour la production de testostérone.

4. Thérapies comportementales

- Travailler avec un sexologue pour gérer les effets

psychologiques des médicaments.
-    Utiliser des exercices de pleine conscience pour réduire l'anxiété.

QUAND CONSULTER UN PROFESSIONNEL ?

- Si les effets secondaires affectent gravement votre qualité de vie.
- Si vous ressentez une baisse soudaine de libido ou des troubles persistants.
- Pour explorer des alternatives personnalisées.

CONCLUSION

Les médicaments et autres substances peuvent avoir des impacts notables sur la santé sexuelle, mais des solutions existent. En communiquant ouvertement avec un professionnel de santé et en adoptant un mode de vie équilibré, il est possible de minimiser ces effets et de retrouver une vie sexuelle satisfaisante.

PARTIE 7 : MAINTENIR LES RÉSULTATS SUR LE LONG TERME

26. Éviter les rechutes : Adopter un style de vie équilibré

Maintenir les progrès réalisés en matière de santé sexuelle et globale nécessite une approche cohérente et durable. Les rechutes surviennent souvent lorsque les bonnes habitudes ne sont pas solidement ancrées dans la routine quotidienne. Cet article propose des stratégies pour adopter un style de vie équilibré et durable, réduisant ainsi le risque de rechutes.

POURQUOI LES RECHUTES SE PRODUISENT-ELLES ?

1. Absence de structure

Les progrès sont fragiles si les changements positifs ne s'intègrent pas dans une routine cohérente. Par exemple, cesser brusquement de faire de l'exercice ou d'avoir une alimentation équilibrée peut rapidement inverser les améliorations.

2. Stress et pressions extérieures

Le stress au travail ou dans la vie personnelle peut mener à des comportements déséquilibrés, comme sauter des repas, fumer ou consommer de l'alcool en excès.

3. Manque de motivation à long terme

Beaucoup de personnes trouvent difficile de maintenir des habitudes saines une fois les premiers objectifs atteints, faute de motivations continues.

STRATÉGIES POUR ADOPTER UN STYLE DE VIE ÉQUILIBRÉ

1. Définir des objectifs clairs et atteignables

a. Importance des petits pas

Décomposer les grands objectifs en tâches plus petites et mesurables aide à maintenir la motivation. Par exemple :

- **Grand objectif** : Améliorer votre santé cardiovasculaire.
- **Objectif mesurable** : Marcher 10 000 pas par jour pendant un mois.

b. Suivi des progrès

Utilisez un journal ou une application mobile pour suivre vos activités physiques, votre alimentation et votre sommeil. Cela aide à rester concentré et à identifier rapidement les dérives.

2. Intégrer l'activité physique dans votre quotidien

a. Faire de l'exercice une habitude

- Fixez des horaires réguliers pour vos activités physiques.
- Privilégiez les exercices que vous aimez, qu'il s'agisse de natation, de yoga ou de course.

b. Petites actions, grand impact

- Prenez les escaliers au lieu de l'ascenseur.
- Faites de courtes promenades après chaque repas.
- Intégrez des étirements pendant vos pauses de travail.

3. Adopter une alimentation équilibrée

a. Planifier ses repas

- Prévoyez vos repas pour la semaine afin d'éviter les choix impulsifs.
- Incluez des légumes, des fruits, des protéines maigres et des grains complets dans chaque repas.

b. Gérer les écarts

Accordez-vous des plaisirs occasionnels sans culpabilité, tout en revenant rapidement à une routine saine.

c. Limiter les aliments transformés

- Réduisez la consommation de sucres ajoutés et de gras trans.
- Privilégiez des repas faits maison pour contrôler les ingrédients.

4. Prioriser le sommeil et la récupération

a. Importance du sommeil

Un sommeil de qualité est crucial pour maintenir l'équilibre hormonal, l'énergie et la santé mentale.

- **Objectif** : Dormir entre 7 et 9 heures par nuit.
- **Conseil** : Établissez une routine de coucher régulière.

b. Techniques de relaxation

- Essayez la méditation ou la respiration profonde avant de dormir.
- Limitez l'utilisation des écrans une heure avant le coucher.

5. Gérer le stress efficacement

a. Identifier les sources de stress

Listez les situations ou habitudes qui génèrent du stress. Travailler sur ces éléments peut aider à prévenir des rechutes.

b. Techniques de gestion du stress

- Méditation pleine conscience.
- Activités artistiques comme la peinture ou l'écriture.
- Pratiquer une activité physique régulière.

6. Créer un réseau de soutien

a. Partager ses objectifs

Informez vos amis, votre famille ou votre partenaire de vos intentions. Leur soutien peut être un facteur de motivation supplémentaire.

b. Rejoindre des groupes communautaires

Participez à des groupes de fitness, de cuisine saine ou de thérapie de groupe pour partager vos expériences et apprendre des autres.

COMMENT CRÉER DES HABITUDES DURABLES ?

1. Commencer petit

Il est préférable de commencer avec de petites habitudes réalisables, comme boire un verre d'eau au réveil ou faire cinq minutes d'exercice par jour.

2. Associer les nouvelles habitudes à des routines existantes

- Par exemple : Faites vos étirements pendant que vous regardez votre émission préférée.

3. Rendre les habitudes gratifiantes

- Récompensez-vous après avoir atteint un objectif, par exemple en vous offrant un massage ou un nouveau livre.

4. Réévaluer régulièrement vos progrès

Prenez le temps chaque mois de réfléchir à ce qui fonctionne et à ce qui peut être amélioré.

GÉRER LES ÉCARTS ET LES MOMENTS DE FAIBLESSE

1. Éviter la culpabilité

Un écart ne doit pas être perçu comme un échec, mais comme une partie normale du processus.

2. Se recentrer rapidement

Après un écart, reprenez vos habitudes saines sans trop attendre.

3. Identifier les facteurs déclencheurs

Analysez les situations qui vous poussent à dévier de votre routine et mettez en place des stratégies pour les éviter.

CONCLUSION

Adopter un style de vie équilibré et créer des habitudes durables est essentiel pour éviter les rechutes. En intégrant progressivement des routines saines, en gérant le stress, et en s'entourant de soutien, vous pouvez maintenir vos progrès à long terme. La clé réside dans la persévérance et la volonté de prioriser votre santé et votre bien-être.

27. **Prendre soin de votre santé mentale**

La santé mentale est essentielle pour maintenir un équilibre global et réussir à relever les défis de la vie quotidienne. Prendre soin de votre esprit ne consiste pas seulement à gérer les moments difficiles, mais aussi à cultiver un état d'esprit positif et proactif. Cet article explore les stratégies pour nourrir votre santé mentale et vivre de manière épanouie.

POURQUOI LA SANTÉ MENTALE EST-ELLE SI IMPORTANTE ?

1. Influence sur la santé physique

Un esprit sain contribue à un corps sain. Les troubles mentaux non traités, comme le stress ou la dépression, peuvent aggraver des problèmes de santé physique tels que les maladies cardiovasculaires ou les troubles du sommeil.

2. Impact sur les relations

Une santé mentale stable améliore votre capacité à communiquer, à empathiser et à construire des relations solides.

3. Renforcement de la résilience

Un esprit fort vous aide à surmonter les épreuves et à vous adapter aux changements de manière constructive.

LES PILIERS D'UNE BONNE SANTÉ MENTALE

1. Construire une routine positive

Une routine bien établie offre un sentiment de contrôle et réduit l'anxiété.

- **Incluez** :
    - Des activités physiques régulières.
    - Du temps pour des loisirs et des passions.
    - Une alimentation équilibrée.
- **Exemple** :
    - Le matin : Méditation et étirements.
    - La journée : Pause active ou marche.
    - Le soir : Lecture relaxante ou journaling.

2. Adopter une vision positive

Le pouvoir de la pensée positive ne doit pas être sous-estimé. Rechercher activement des aspects positifs dans chaque situation peut transformer votre perception de la vie.

- **Pratiquez la gratitude** : Notez trois choses pour lesquelles vous êtes reconnaissant chaque jour.
- **Reformulez les pensées négatives** : Plutôt que de penser « Je ne suis pas capable », dites « J'apprends et je m'améliore ».

3. Entretenir des relations de qualité

Le soutien social joue un rôle crucial dans la santé mentale.

- **Entourez-vous de personnes positives** : Recherchez des relations qui vous énergisent et vous motivent.
- **Partagez vos émotions** : Parlez de vos joies et de vos peines avec des personnes de confiance.
- **Fixez des limites** : Protégez votre énergie en disant non aux relations ou engagements toxiques.

4. Gérer le stress efficacement

a. Identifier les sources de stress

Notez les situations ou personnes qui vous causent du stress. Une fois identifiées, travaillez à les éliminer ou à réduire leur impact.

b. Techniques de gestion du stress

- **Respiration profonde** : Inspirez lentement par le nez, retenez votre souffle, puis expirez doucement.
- **Méditation pleine conscience** : Concentrez-vous sur le moment présent sans jugement.
- **Activités relaxantes** : Peinture, jardinage ou musique.

5. Prendre soin de votre corps pour soutenir votre esprit

a. Activité physique

- Libérez des endorphines avec des exercices aérobiques.
- Essayez le yoga pour améliorer la flexibilité et la clarté mentale.

b. Nutrition et hydratation

- Mangez des aliments riches en oméga-3 (poissons gras, noix) pour soutenir la fonction cognitive.
- Restez hydraté pour optimiser votre énergie et votre concentration.

c. Sommeil

- Visez 7 à 8 heures de sommeil régulier.
- Limitez la consommation de caféine après 14 heures.

CONSTRUIRE UNE MENTALITÉ PROACTIVE

1. Fixer des objectifs significatifs

Avoir un but dans la vie donne un sens et motive.

- **Exemple** : Apprendre une nouvelle compétence, comme jouer d'un instrument ou suivre une formation.
- **Fragmentation** : Divisez les objectifs en étapes réalisables.

2. Cultiver la curiosité et l'apprentissage

- **Lire régulièrement** : Explorez des sujets qui vous inspirent.
- **Expérimentez** : Essayez de nouvelles activités pour stimuler votre esprit.

3. Aider les autres

Offrir du temps ou des ressources à ceux qui en ont besoin améliore non seulement leur vie, mais renforce aussi votre sens de l'accomplissement.

- **Bénévolat** : Rejoignez une organisation qui soutient une cause qui vous tient à cœur.
- **Actes de gentillesse** : Faites des gestes simples comme tenir une porte ou complémenter un collègue.

RECONNAÎTRE LES SIGNES DE DÉTRESSE MENTALE

1. Symptômes courants

- Perte d'intérêt pour les activités.
- Troubles du sommeil ou de l'appétit.
- Difficulté à se concentrer.

2. Demander de l'aide

- **Professionnels** : Consulter un psychologue ou un thérapeute.
- **Groupes de soutien** : Partager vos expériences avec d'autres traversant des situations similaires.

MAINTENIR UN ÉTAT D'ESPRIT POSITIF À LONG TERME

- **Pratiquez la gratitude régulièrement.**
- **Célébrez vos succès, même les petits.**
- **Adoptez une mentalité de croissance** : Voyez les défis comme des opportunités d'évolution.

CONCLUSION

Prendre soin de votre santé mentale est un investissement dans votre bien-être général. En adoptant des stratégies pour renforcer votre esprit, gérer le stress et maintenir des relations positives, vous pouvez préserver un état d'esprit optimiste et proactif. La clé est de faire preuve de bienveillance envers vous-même et de chercher du soutien lorsque cela est nécessaire.

28. Continuer à évoluer dans votre vie sexuelle

La vie sexuelle est une dimension évolutive de l'existence humaine. Elle peut être une source constante de découverte, de plaisir et de croissance personnelle. Cependant, pour continuer à évoluer dans cet aspect de votre vie, il est essentiel d'aborder l'exploration avec ouverture, curiosité et une absence totale de pression. Cet article vous guidera dans l'art d'élargir vos horizons sexuels tout en préservant une connexion saine avec vous-même et votre partenaire.

POURQUOI L'ÉVOLUTION SEXUELLE EST IMPORTANTE

1. Favoriser une vie sexuelle épanouie

Une exploration continue aide à garder la flamme allumée dans les relations à long terme. Elle prévient la monotonie et stimule le désir.

2. Renforcer la connexion à soi et à l'autre

L'exploration de vos besoins, de vos envies et de vos limites renforce la compréhension de soi. Partager ces découvertes avec votre partenaire améliore la communication et l'intimité.

3. Développer la confiance

Chaque nouvelle expérience positive, qu'elle soit en solo ou partagée, contribue à augmenter la confiance en vous et en vos capacités.

STRATÉGIES POUR EXPLORER VOTRE SEXUALITÉ

1. Adopter une mentalité ouverte

a. Lâcher prise sur les jugements

- Acceptez que vos désirs et vos curiosités sont valides et naturels.
- Libérez-vous des normes ou attentes sociales pour vous concentrer sur ce qui vous satisfait.

b. Curiosité et apprentissage

- Lisez des livres ou articles sur la sexualité pour enrichir vos connaissances.
- Participez à des ateliers ou conférences sur des thèmes qui vous intriguent.

2. Communiquer avec votre partenaire

a. Créer un espace de dialogue ouvert

- Posez des questions comme : « Qu'aimerais-tu essayer de nouveau avec moi ? »
- Exprimez vos propres envies avec bienveillance et clarté.

b. Explorer ensemble

- Essayez de nouvelles activités intimes ou fantaisies dans un cadre consensuel.
- Introduisez des éléments comme des jeux de rôle, des

massages sensuels ou des objets.

3. Explorer en solo

a. Développer une meilleure connaissance de votre corps

- Pratiquez la pleine conscience pendant vos moments intimes pour comprendre ce qui vous procure du plaisir.
- Expérimentez différentes techniques ou outils pour explorer vos sensations.

b. Renforcer votre confiance

- Une meilleure connaissance de vos besoins vous permet d'exprimer clairement vos attentes à votre partenaire.

4. Intégrer des pratiques holistiques

a. Tantra et méditation sensuelle

- Apprenez à prolonger les sensations de plaisir et à vous concentrer sur l'énergie corporelle.

b. Yoga et respiration

- Utilisez des techniques de respiration profonde pour renforcer l'intimité et augmenter la conscience corporelle.

5. Fixer des limites et respecter les siennes

a. Reconnaître vos limites

- Sachez ce qui vous met à l'aise et ce qui ne vous convient pas.
- Respectez votre rythme et ne vous forcez pas à essayer quelque chose qui ne vous attire pas.

b. Dialoguer sur les consentements

- Avant d'explorer des activités nouvelles, discutez des attentes et des limites avec votre partenaire.

DÉFIS COURANTS DANS L'ÉVOLUTION SEXUELLE ET COMMENT LES SURMONTER

1. Anxiété et peur du jugement

Solutions :

- Pratiquez l'affirmation positive pour renforcer votre confiance.
- Rappelez-vous que l'exploration est un chemin personnel et non une performance.

2. Différences dans les envies

Solutions :

- Trouvez des compromis qui respectent les besoins de chacun.
- Cherchez des activités qui stimulent l'intimité émotionnelle, même si elles ne sont pas sexuelles.

3. Pression de performance

Solutions :

- Concentrez-vous sur le plaisir mutuel plutôt que sur un objectif précis.

- Intégrez des moments non sexuels pour développer une connexion profonde.

QUAND DEMANDER DE L'AIDE PROFESSIONNELLE

Si vous ou votre partenaire rencontrez des blocages, consulter un sexologue ou un thérapeute peut offrir des perspectives nouvelles et des outils adaptés.

CONCLUSION

Continuer à évoluer dans votre vie sexuelle est une aventure personnelle et enrichissante. En explorant avec curiosité et ouverture, sans pression ni jugement, vous pouvez approfondir votre relation avec vous-même et votre partenaire. L'important est de prendre chaque étape à votre rythme, en savourant chaque nouvelle découverte comme une opportunité de croissance et de plaisir.

CONCLUSION

29. Votre feuille de route vers la guérison

Retrouver une vie sexuelle épanouie et durable nécessite une approche structurée et intentionnelle. Cette feuille de route synthétise les étapes essentielles pour avancer vers la guérison, en soulignant les actions concrètes à entreprendre immédiatement.

1. COMPRENDRE ET ACCEPTER VOTRE SITUATION

a. Identifier les causes principales

- Réfléchissez aux facteurs qui ont contribué à vos difficultés : stress, troubles physiques, relationnels ou hormonaux.
- Consultez des professionnels pour obtenir un diagnostic précis.

b. Pratiquer l'acceptation

- Reconnaissez que des problèmes sexuels peuvent arriver à tout le monde.
- Adoptez une attitude bienveillante envers vous-même : considérez cette étape comme une opportunité d'évolution.

Actions immédiates :

- Prenez rendez-vous avec un médecin ou un spécialiste (sexologue, urologue ou psychologue).
- Notez vos symptômes, leur fréquence et les situations dans lesquelles ils surviennent.

2. BÂTIR UNE BASE DE SANTÉ SOLIDE

a. Améliorer votre hygiène de vie

- **Alimentation** : Privilégiez les aliments riches en nutriments (poissons gras, légumes verts, noix).
- **Activité physique** : Intégrez au moins 30 minutes d'exercice quotidien pour stimuler la circulation sanguine.
- **Sommeil** : Visez 7 à 9 heures de sommeil par nuit pour régénérer votre corps et votre esprit.

b. Réguler vos hormones

- Demandez un bilan hormonal complet pour évaluer vos niveaux de testostérone, d'oestrogènes et autres marqueurs clés.
- Suivez les recommandations médicales, qu'il s'agisse de suppléments ou de traitements adaptés.

Actions immédiates :

- Planifiez vos repas pour inclure des aliments énergétiques et évitez les produits transformés.
- Installez une routine de coucher cohérente.
- Démarrez une activité sportive adaptée à votre condition physique.

3. TRAVAILLER SUR VOTRE SANTÉ MENTALE

a. Gérer le stress et l'anxiété

- Apprenez des techniques de relaxation comme la méditation ou la respiration profonde.
- Identifiez les sources de stress majeures dans votre vie et élaborez un plan pour les réduire.

b. Reprogrammer vos pensées

- Remplacez les discours négatifs par des affirmations positives : « Je suis capable d'améliorer ma santé sexuelle ».
- Travaillez avec un thérapeute pour surmonter les croyances limitantes.

Actions immédiates :

- Inscrivez-vous à une application de méditation pour une pratique quotidienne.
- Notez vos pensées négatives et trouvez des alternatives positives à leur place.

4. RENFORCER VOTRE RELATION AVEC VOTRE PARTENAIRE

a. Améliorer la communication

- Créez un espace de dialogue ouvert pour discuter de vos attentes, envies et préoccupations.
- Pratiquez l'écoute active : reformulez ce que dit votre partenaire pour montrer que vous comprenez.

b. Réintroduire l'intimité progressivement

- Explorez des formes d'intimité non sexuelles, comme les massages ou les câlins prolongés.
- Concentrez-vous sur le plaisir mutuel sans pression de performance.

Actions immédiates :

- Planifiez une soirée dédiée à des activités romantiques et relaxantes.
- Posez une question ouverte à votre partenaire sur ses besoins (« Qu'est-ce qui te ferait te sentir encore plus proche de moi ? »).

5. EXPLORER DE NOUVELLES PERSPECTIVES

a. Approfondir vos connaissances

- Lisez des livres ou suivez des cours en ligne sur la sexualité et les relations.
- Participez à des ateliers ou événements qui favorisent la découverte.

b. Expérimenter sans pression

- Essayez de nouvelles pratiques ou jeux qui éveillent votre curiosité.
- Prenez le temps de découvrir vos préférences personnelles sans jugement.

Actions immédiates :

- Créez une liste d'idées ou d'activités à explorer avec votre partenaire.
- Recherchez des ressources fiables pour approfondir vos connaissances.

6. CONSULTER DES PROFESSIONNELS SI NÉCESSAIRE

a. Quand demander de l'aide

- Si vos efforts ne donnent pas les résultats escomptés.
- Si vous ressentez une détresse émotionnelle ou physique persistante.

b. Types de professionnels

- **Sexologues** : Pour les problèmes spécifiques à la sexualité.
- **Thérapeutes** : Pour aborder les aspects psychologiques.
- **Médecins** : Pour évaluer les causes physiques et proposer des traitements adaptés.

Actions immédiates :

- Identifiez un professionnel près de chez vous et prenez rendez-vous.
- Notez vos questions ou préoccupations à partager lors de la consultation.

RAPPEL DES PRINCIPES CLÉS

1. **Patience et persévérance** : La guérison est un processus qui nécessite du temps et des efforts continus.
2. **Ouverture et bienveillance** : Soyez honnête avec vous-même et avec ceux qui vous soutiennent.
3. **Engagement actif** : Chaque petite action compte pour progresser vers vos objectifs.

CONCLUSION

Votre feuille de route vers la guérison repose sur une combinaison de prises de conscience, d'actions concrètes et de soutien approprié. En suivant ces étapes avec détermination et bienveillance, vous pouvez retrouver une vie sexuelle épanouie et renforcer votre bien-être global. Commencez aujourd'hui, un pas à la fois.

30. **Un message d'espoir : Vous pouvez y arriver !**

Les difficultés sexuelles, qu'elles soient physiques ou psychologiques, peuvent sembler écrasantes. Pourtant, elles ne sont qu'une étape sur le chemin de votre bien-être et de votre épanouissement personnel. Ce message d'espoir est une invitation à ne jamais abandonner, à persévérer et à croire en votre capacité à surmonter ces défis.

1. VOUS N'ÊTES PAS SEUL

a. Une réalité partagée

Les problèmes sexuels touchent des millions de personnes dans le monde. Ils ne définissent pas votre valeur ni votre potentiel. En reconnaissant que vous n'êtes pas seul, vous pouvez trouver du soutien et des solutions.

- **Statistiques inspirantes** : Près de 40 % des hommes et femmes rencontrent des problèmes sexuels à un moment de leur vie.
- **Témoignages** : Des milliers de personnes ont surmonté ces obstacles et vivent une vie sexuelle épanouie.

b. Cherchez le soutien

- Parlez à un professionnel : sexologue, médecin ou thérapeute.
- Participez à des groupes de soutien pour partager vos expériences.
- Confiez-vous à des amis ou à des proches en qui vous avez confiance.

2. VOTRE CORPS EST CAPABLE DE GUÉRIR

a. La résilience du corps humain

Votre corps est conçu pour s'adapter et se régénérer. Avec les bons soins, il est possible de surmonter les difficultés physiques qui affectent votre sexualité.

- **Exemple** : Les troubles érectiles dus à des problèmes circulatoires peuvent s'améliorer avec une meilleure hygiène de vie.
- **Régénération hormonale** : Une alimentation saine et des traitements appropriés peuvent rééquilibrer vos niveaux hormonaux.

b. L'importance des petites victoires

Chaque progrès, aussi petit soit-il, est un pas vers la guérison. Célébrez ces moments comme des succès.

- **Exemple** : Une semaine de sommeil régulier ou une marche quotidienne peut avoir un impact positif notable.

3. VOTRE MENTAL EST VOTRE PLUS GRAND ALLIÉ

a. Croyez en vos capacités

Le mental joue un rôle crucial dans la santé sexuelle. En cultivant une attitude positive et proactive, vous pouvez transformer vos pensées en actions concrètes pour aller de l'avant.

- **Affirmations positives** : Répétez chaque jour des phrases comme : « Je suis en chemin vers la guérison. »
- **Visualisation** : Imaginez-vous en train de réussir, de vous sentir bien et épanoui dans votre vie sexuelle.

b. La force de la résilience

Les échecs ne sont pas la fin de l'histoire, mais des opportunités d'apprentissage. Apprenez à voir chaque obstacle comme un tremplin vers une version plus forte de vous-même.

4. CHAQUE ACTION COMPTE

a. L'importance des petites étapes

Chaque changement positif, aussi insignifiant qu'il puisse paraître, contribue à votre évolution.

- **Exemple** : Ajouter un aliment nutritif à votre régime ou marcher 10 minutes par jour.
- **Routine** : Installez des habitudes simples et réalisables qui deviennent des piliers de votre quotidien.

b. Le pouvoir de la persévérance

Ne laissez pas les résultats immédiats ou les rechutes vous décourager. La constance est la clé pour atteindre vos objectifs à long terme.

- **Citation inspirante** : « Le succès est la somme de petits efforts répétés jour après jour. » – Robert Collier

5. VOUS MÉRITEZ UNE VIE SEXUELLE ÉPANOUIE

a. Acceptez votre droit au plaisir

Le plaisir et l'intimité sont des composantes naturelles et essentielles de la vie humaine. Vous méritez de les expérimenter pleinement.

- **Rappel** : Vous n'avez pas besoin d'être « parfait » pour profiter de votre sexualité.
- **Astuce** : Pratiquez la gratitude pour les moments de plaisir, petits ou grands, que vous vivez.

b. Redéfinissez vos attentes

Le chemin vers une sexualité épanouie ne consiste pas à atteindre un idéal, mais à explorer ce qui fonctionne pour vous et votre partenaire.

6. CONSTRUIRE UN AVENIR LUMINEUX

a. Fixez des objectifs évolutifs

Continuez à avancer en vous fixant de nouveaux objectifs, qu'ils soient liés à votre santé, à vos relations ou à votre développement personnel.

- **Exemple** : Essayer une nouvelle pratique, comme le yoga ou la méditation, pour approfondir votre connexion corporelle.

b. Partagez votre parcours

Inspirer les autres par votre résilience et vos réussites peut renforcer votre propre sentiment d'accomplissement.

- Rejoignez des communautés ou forums pour échanger des conseils.
- Témoignez de votre cheminement pour encourager ceux qui traversent des épreuves similaires.

CONCLUSION

Vous avez déjà fait le premier pas : reconnaître que vous voulez changer et vous améliorer. Ce chemin peut sembler intimidant, mais chaque jour est une nouvelle opportunité de progresser. Avec de la persévérance, du soutien et une foi inébranlable en votre capacité à guérir, vous pouvez atteindre vos objectifs. Croyez en vous. Vous avez le pouvoir de transformer votre vie et de vivre pleinement. Vous pouvez y arriver !

www.ingramcontent.com/pod-product-compliance
Lightning Source LLC
Chambersburg PA
CBHW051553250726
48653CB00004BA/1132